铁超载性疾病

张　颖　赵　鑫　楚　立　主编

中国纺织出版社有限公司

图书在版编目（CIP）数据

铁超载性疾病 / 张颖，赵鑫，楚立主编. --北京：中国纺织出版社有限公司，2019.7（2025.5 重印）
ISBN 978-7-5180-6488-5

Ⅰ.①铁… Ⅱ.①张… ②赵… ③楚… Ⅲ.①铁－微量元素－营养障碍－疾病－诊疗 Ⅳ.①R364.2

中国版本图书馆CIP数据核字（2019）第167544号

责任编辑：武洋洋　　责任校对：高　涵　　责任印制：储志伟

中国纺织出版社有限公司出版发行
地址：北京市朝阳区百子湾东里A407号楼　邮政编码：100124
销售电话：010—67004422　传真：010—87155801
http://www.c-textilep.com
中国纺织出版社天猫旗舰店
官方微博http://weibo.com/2119887771
河北晔盛亚印刷有限公司印刷　　各地新华书店经销
2019年7月第1版　　2025年5月第2次印刷
开本：710×1000　1/16　印张：8.25
字数：147千字　定价：78.00元

编委会成员

主　编　张　颖　赵　鑫　楚　立

副主编　张　霞　韩　雪　张园园

前　言

铁是人体必需的微量元素之一，参与电子传递、细胞呼吸、能量代谢、解毒等许多重要生理过程，是多种酶类的重要组成部分，对维持细胞的生长、发育和代谢起着十分重要的作用。当铁缺乏时，会导致缺铁性贫血。然而，铁并非越多越好，当机体摄入过量的铁时，铁在体内贮留，引起体内铁的含量过高，机体铁超载时同样会造成机体损害，影响组织器官功能。

本书分为七章，分别是哺乳动物铁代谢调控、铁超载的病因学、铁超载的发病机制、铁超载与各系统疾病、铁超载心肌病变、铁超载肝脏病变和铁超载的药物治疗，从铁代谢、病因、发病机制、系统病变、防治等方面全面阐述了对铁超载性疾病的研究。

铁超载的研究领域非常广泛并且变化多样，每年都会有许多新的发现。在本书中我们主要呈现了在铁代谢和铁超载性疾病等方面的研究进展，我们将撰写本书的主要精力放在了铁超载的发病机制、铁超载心肌病变和肝脏病变的分子研究进展，同时通过代表性的图片辅助读者深入地理解病变情况。

本书在编写过程中得到了许多同行的支持与帮助，本书内容是国家自然基金项目（项目批准号81873035）研究进展的阶段性成果，编写过程获得了项目组成员的大力支持，借此一并表示感谢。

由于编者的学识和时间有限，书中的疏漏在所难免，敬请各位同仁和读者批评指正。

张　颖

目　录

第一章　哺乳动物铁代谢调控

第一节　系统性铁调节

铁元素在细胞和生物体的基本代谢过程中必不可少。系统性铁供应和铁平衡的关键是血浆内铁浓度的充分调节。血浆中的铁循环依赖于糖蛋白转铁蛋白，这种转铁蛋白有两个高亲和力的Fe（Ⅲ）结合位点。转铁蛋白的结合能够维持铁的可溶形式，转铁蛋白是将铁元素运送到细胞内的主要载体（通过转铁蛋白受体，TfR1），并限制有毒的自由基的生成。在人体中，血浆转铁蛋白与铁的饱和度正常约为30%。转铁蛋白饱和度低于16%则表明人体缺铁，而转铁蛋白饱和度高于45%则是铁超载的迹象。当转铁蛋白饱和度超过60%时，非转铁蛋白结合铁在循环中会发生累积并损害薄壁细胞。

因此，平衡系统必须将转铁蛋白饱和度维持在正常的生理学水平，并对铁消耗途径的信号（如红细胞生成）做出回应，并向细胞发出从血液中补充铁元素的信号（图1–1–1）。十二指肠细胞将铁释放到循环系统中，十二指肠细胞每天吸收的膳食铁为1–2mg，衰老的红细胞中内部循环的铁为20~25mg。肝细胞在系统性铁代谢中起着双重作用：肝细胞是铁存储的主要位点，但肝细胞同样也会分泌调节激素铁调素（Hamp，LEAP1）。铁调素精密协调全身的铁流量，并通过与铁释放细胞表面上铁排出载体铁转运蛋白（SLC40A1，溶质携带物家族40中的一种）的结合控制血浆内的铁浓度（图1–1–1），触发其降解，降低铁转移到转铁蛋白数量。扰乱铁调素合成的遗传性和获得性紊乱会最终引起铁缺乏（铁调素含量高）或铁超载（铁调素不足）。

评估血清铁蛋白的浓度是临床上非常有用的一种铁存储测量方法。血清铁蛋白浓度低则意味着铁存储的消耗，而血清铁蛋白浓度高则意味着铁超载。炎症性条件（或感染、癌症和肝脏损害）也能够增加血清铁蛋白浓度。在临床方面，让人惊讶的是，血清铁蛋白的生理机能以及其来源（也就是不管其是否来自于受损的细胞或是调控机制的积极分泌）依旧尚不完全清楚。血清铁蛋白主要是由L链亚基组成，部分是由糖化血红蛋白组成。

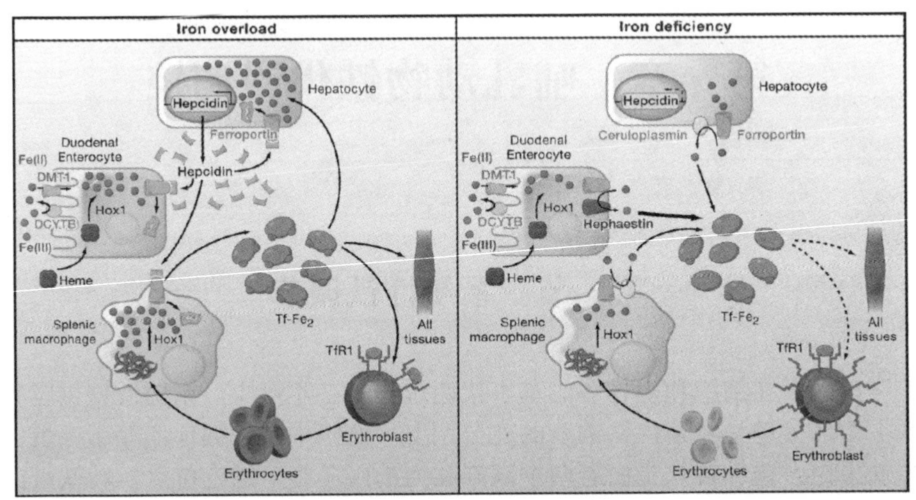

图1-1-1　系统性铁稳态的调节

（引自Matthias W. Hentze，et al. Two to Tango：Regulation of Mammalian Iron Metabolism. Cell，2010，172：25.）

一、铁元素的吸收

无机膳食铁是通过二价金属离子蛋白1（DMT1/SLC11A2，属于溶质运载蛋白家族成员）在十二指肠细胞的刷状缘上被吸收的。考虑到铁元素主要以氧化状态存在，因此铁元素必须首先被膜相关铁还原酶DcytB（Cybrd1）还原。DcytB可能不是唯一的一种肠细胞顶端膜铁还原酶，因为基因敲除的小鼠似乎也具有正常的铁代谢。血红素铁被独立吸收的机制目前尚不清楚，因为所提出的运载体SLC46A1似乎以携带叶酸为主。血红素铁通过血红素氧合酶释放到细胞内，但主要是以诱导型血红素氧合酶1（HOX1）为主。细胞溶质铁通过基底外侧铁排泄铁转运蛋白释放到循环系统中。通过铁转运蛋白输出进入细胞内的铁元素需要辅助蛋白，这是血浆铜蓝蛋白的一种多铜氧化酶同系物，其能够将二价铁氧化为三价铁，之后与转铁蛋白结合。与该功能一致，辅助蛋白不足的小鼠表现为缺铁性贫血，并在黏膜上有铁滞留。

由于铁元素不能以受控方式从有机体内排出，因此铁的吸收是非常精密的调节过程。正常情况下，铁每天的吸收量为1～2mg，以弥补机体的损失，如通过肠道黏膜上皮。研究人员提出的有核红血球铁摄取的其他途径是从巨噬细胞中释放的铁蛋白，也就是所谓的“成红细胞造血岛”。但是，上皮细胞、皮肤和尿液细胞的脱皮、失血或汗水也会引起严重缺铁性贫血。当需求较高时，铁的吸收会升高（如由于红细胞增生或怀孕），在铁超载中，铁的吸收会受到抑制。当铁吸收的调节存在缺陷或被忽视时（在输血时会发生），积极的铁排泄机制的匮乏是铁超载发展的一个原因。

二、铁的利用：红细胞生成

绝大部分的可回收铁元素（大约为25mg/天）都会参与血红蛋白的合成。转铁蛋白受体调节红色铁的摄入，其表达与红系前体细胞的成熟正相关。由于存在严重的贫血症（和神经病学障碍），缺乏转铁蛋白受体的小鼠胚胎会死亡，而由于小鼠对铁的利用存在缺陷，转铁蛋白受体单倍剂量不足或转铁蛋白受体细胞内循环的其他元素（如DMT1、STEAP3或EXOC6，请参见下文所述）的功能障碍会引起小红细胞性贫血（以小红细胞异常为特征）；人体中DMT1的成熟也会表现出相似的表型，并引起肝脏内铁的积聚，存在转铁蛋白缺陷的小鼠和患者表明，该过程对红系铁摄入的贡献较小。

成红细胞不仅能吸收铁元素，还能对大量的铁元素进行处理，铁元素可以通过“吻了就跑机制”，通过细胞器之间的直接接触，从核内体直接运输到线粒体中，有效地绕开了细胞溶质。铁元素通过内膜蛋白1（Mfrn1/SLC25A37，属于溶质运载蛋白家族成员）进入线粒体内。SLC25A37（ATP-结合盒，亚科B）蛋白会促进该过程的发生，这一过程能够稳定线粒体铁蛋白（Mfrn1）。Mfrn2/SLC25A28能够代表线粒体铁蛋白同系物。

为了协调亚铁血红素前体原卟啉IX的合成和铁的有效性，S-氨基乙酰丙酸合成酶2（ALAS2）、原卟啉IX合成红系第一酶可通过铁响应要素/铁调节蛋白（IRE/IRP）系统进行转录前铁的调节。ALAS2中的遗传缺陷能够引起患者铁粒幼红细胞性贫血，而该途径中的其他酶类的单位剂量不足，由于毒性亚铁血红素前体的累积，也会引起卟啉症。亚铁血红素如何从线粒体中排出尚不清楚。

线粒体在摄入铁之后无力将铁用于合成亚铁血红素或Fe/S原子簇会引起线粒体铁的积聚，因为通过产物的输出无法实现线粒体内铁的平衡。这种线粒体内铁的沉积会出现“环状的”铁粒幼红细胞（有核红血球的细胞核周围发生铁累积）。当参与Fe/S原子簇生物合成的蛋白质存在缺陷时，如GLRX5（谷氧还蛋白5）或ATP-结合盒蛋白ABCB7损伤会造成铁粒幼红细胞性贫血，并伴随有共济失调，也会出现贫血症和环形铁粒幼细胞。

尽管有核红血球会消耗大量的铁元素，但是有核红血球必须维持安全机制，以避免铁和/或亚铁血红素过量：铁元素可以存储在铁蛋白中或通过铁转运蛋白排出。成红细胞表达缺乏5'IRE的铁转运蛋白信使RNA（mRNA）同种型（1b），从而通过IRP避免潜在的转录抑制。该同种型铁调素的分解非常敏感，能够使红血球前期细胞对系统性铁吸收做出回应。此外，有核红血球能够排出过量的亚铁血红素（如当球蛋白的合成受到限制时）。所提出的运载体FLVCR（猫白血病C亚类病毒受体）是一种多重跨膜蛋白，会引起严重的再生障碍性贫血。在原红细胞阶段，有毒的亚铁血红素的累积会引起细胞凋亡，新生FLVCR缺陷的小鼠会发展为严重的增色大红细胞性贫血、网状细胞减少和原红细胞阶段红系成熟受阻。

三、铁的回收利用

巨噬细胞在维持血浆中铁的适当浓度方面起着主要的作用。在机体内，肠道吸收仅仅能够满足日常铁需求量的不到10%，而剩余的铁需求必须由巨噬细胞通过铁的回收利用来满足。血浆中的铁含量大于每日铁需求量的10%，这意味着血浆中的铁在一天当中需要进行多次回收利用。

巨噬细胞会吞噬衰老或受损的红细胞，并利用血红素氧合酶将亚铁血红素分解代谢。NRAMP1（自然抗性相关巨噬细胞蛋白1）是一种二价金属离子转运体1，与DMT1同源，这种蛋白在吞噬溶酶体细胞膜上表达，并参与吞噬小泡内铁的运输。二价铁离子通过铁转运蛋白从巨噬细胞中排出（图1-1-1）。这反映了其在系统性铁平衡中所起到的核心作用，在巨噬细胞内，铁转运蛋白的表达是在多个层面进行调控的。噬红细胞作用和血红素铁引起铁转运蛋白转录，其转录是通过IRE/IRP系统调控，其蛋白质稳定性通过铁调素调节（请参见下文所述）。铁转运蛋白调节铁的排出与多铜氧化酶血浆铜蓝蛋白（这是在肝脏内合成并分泌的一种蛋白质）的功能相结合。血浆铜蓝蛋白缺陷的小鼠和人类表现出肝细胞和巨噬细胞内铁的累积。

血浆铜蓝蛋白缺乏症会引起贫血症（这突出了释放的铁参与红血球生成的核心作用）、糖尿病、基底神经节晚发性紊乱和视网膜变性。

四、铁的系统性平衡：铁激素铁调素

铁调素是系统性铁平衡的中心调控分子。铁调素是防御素家族的成员，与先天免疫有着很强的联系。具有生物活性的成熟25氨基酸肽是由弗林蛋白酶裂解催化84氨基酸预处理肽生成的。铁调素由肝细胞分泌并在血液中循环，与α_2-巨球蛋白结合。铁调素的清除通过肾脏或者通过与铁转运蛋白的共降解实现。铁调素与四个分子内二硫键形成一个发夹结构，并在试管内表现出适度的抗微生物活性，在有机活体内是否具有类似的抗微生物活性尚未得到证实。

铁调素与铁转运蛋白结合能够触发其内在化、泛素化，并在随后触发溶酶体降解。铁转运蛋白结合物受到N末端肽的调节，已经有研究证实，Jak2（Janus激酶2）能够与铁调素-铁转运蛋白复合物结合，并在内在化之前实现铁转运蛋白的磷酸化。

五、铁超载

在分子机制水平的研究表明，患者和小鼠动物模型中，遗传性血色素沉着症能够解释哺乳动物中的铁调素调节。遗传性血色素沉着症是一种常染色体隐性遗传病，能够导致肝脏和其他组织铁超载。铁超载的并发症是致命的，这些并发症包括肝硬化、癌症、糖尿病、性腺功能低下、心力衰竭和关节炎，通过铁损耗疗法能够预防铁超载并发症。家族研究表明，在这种紊乱中涉及四种基因：在白种人人群中，最常见的类型的携带者大约占12.5%，这种类型的紊乱是由于HFE基因（C282Y）的纯合子错义突变引起的。不常见但在临床上非常严重的遗传性血色沉着症类型是由于TfR2铁调素调节蛋白（HJV）或铁调素（HAMP）基因的突变引起的。所有隐性疾病类型都代表着肝细胞的分子缺陷，并且是由于铁调素表达过低引起的（图1-1-2 A）：疾病的严重程度和发病年龄大致对应铁调素的缺陷程度。

HFE编码主要组织相容性复合体1类分子，这种分子的表达无处不在。C282Y突变能够取消β_2-微球蛋白结合和HFE的表面表达；其他HFE突变则相对罕见。患者中的铁调素水平可能是正常的，但是在铁负荷情况下其表达水平相对较低，并对急性口服铁剂反应迟缓。HFE突变的外显度较低，并且临床表现大部分发生在中年男性，这表明了环境和/或其他遗传因素对疾病表达的重要性。

青少年遗传性血色沉着症是由于HAMP或HJV基因突变造成的，这可能

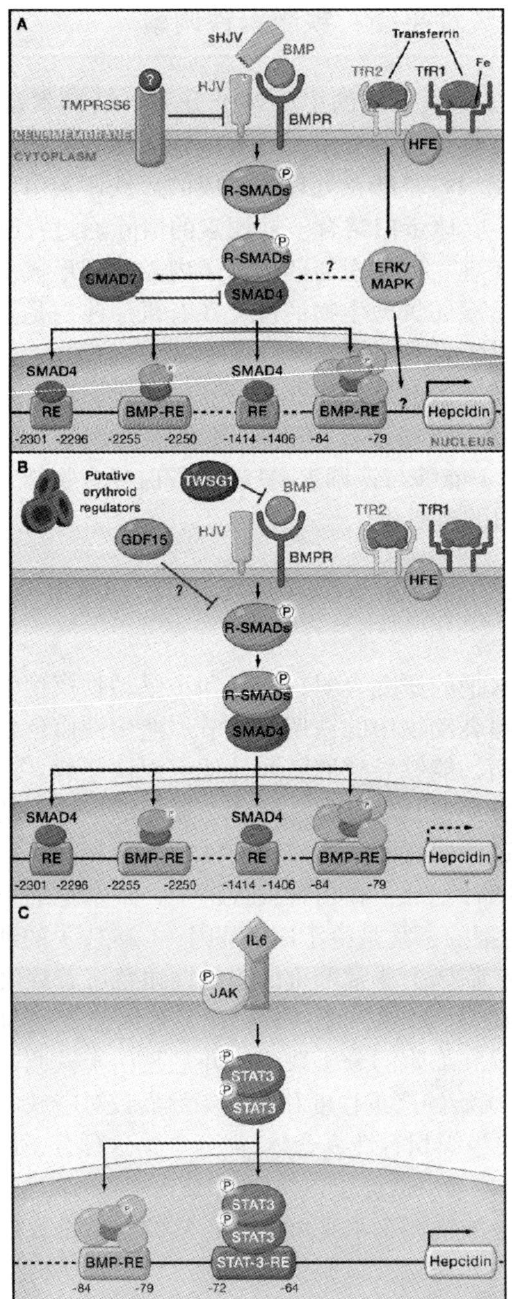

图1-1-2　铁调素表达的调节

（引自Matthias W. Hentze，et al. Two to Tango：Regulation of Mammalian Iron Metabolism. Cell，2010，172：27.）

会引起不可逆的性腺功能低下、顽固性心力衰竭，甚至导致青少年在20到30周岁之间死亡。HAMP或HJV基因突变患者的表型类似，并且铁调素水平几乎无法察觉。HJV是一种糖基磷脂酰肌醇GPI连接蛋白，与排斥性引导分子同源，大部分在肝脏、骨骼肌和心脏中表达。HJV是一种骨形态生成蛋白（BMP）共同受体，能够通过SMAD蛋白质驱动铁调素的转录（图1-1-2 A）。HAMP突变相当罕见，缺乏HAMP和HJV的小鼠概括了人体中观察到的器官铁负荷。

因TfR2突变引起的遗传性血色素沉着症表现较少，但其表型相较于青少年形态而言并不严重。TfR2是一种II型跨膜蛋白，这种蛋白可以与低亲和力（相较于TfR1而言）的转铁蛋白结合（图1-1-2 A）。在小鼠中，靶标TfR2基因的删除会引起铁超载，并且铁调素水平相对较低；在TFR2突变的人类中，研究人员也观察到了类似的结果。

遗传性血色沉着症中最主要的一种形式是由于铁转运蛋白突变引起的。铁转运蛋白是唯一一种已知的细胞内铁输出载体，其代表“铁调素受体”。突变能够降低其膜定位或降低输出铁的能力，突变能够引起巨噬细胞内铁的留存，并使血浆内铁含量保持正常或偏低，并且在某些情况下铁元素会限制红血球生成。高血浆铁浓度和肝细胞铁累积的类血色素沉着症疾病是由于铁调素未能与铁转运蛋白（C326S）结合或未能内部化导致抗铁调素铁转运蛋白突变引起的，铁调素结合之后铁转运蛋白的降解会受损。

铁调素水平在“铁负载贫血症”中也相对较低，在该类型贫血症中，红血球生成信号抑制铁调素的转录（图1-1-2 B），即便是在系统性铁负载较高的情况下也是如此。

这些贫血症的表型是中间型β-地中海贫血，其特征是输血不受铁超载的约束以及铁调素水平较低甚至不存在。生长分化因子15（GDF15）和有核红血球释放的扭曲原肠胚形成1（TWSG1）会参与铁调素的抑制。在纯合子β-地中海贫血患者或其他无效性红细胞生成贫血症患者中，血浆GDF15水平的升高与铁调素水平的降低和铁吸收的升高有关。

六、铁缺乏

铁（血液）损失和/或铁从膳食中摄入/吸收不足会引起铁缺乏，通常会表现为小红细胞性贫血。同样，铁调素的高表达会降低血浆中的铁含量（由于巨噬细胞释放的铁降低，并且铁吸收下降）并引起贫血症。在这种背景下，常见的获得性慢性贫血症疾病（ACD）和顽固性遗传性铁缺乏贫血症（IRIDA）最受研究人员的关注。

铁调素的转录与其进化起源有关，炎症性细胞因子尤其是白介素6能够激活铁调素的转录。由于巨噬细胞铁释放的减少，血铁过少症会快速发展，并代表一种针对病原体的防御机制（对铁元素有依赖性）。感染、恶性肿瘤、慢性肾脏疾病或任何其他类型严重的患者中也能观察到铁调素的过量合成。如果长时间持续，这种状况会导致ACD。罕见情况下，铁调素能够通过肝腺瘤异位表达，这会造成具有某些ACD特征的小红细胞性贫血，但是在肝腺瘤切除之后，这种贫血症能够得到彻底治疗。

缺铁性患者通常具有较低甚至无法检测到的铁调素水平。但是在遭受小红细胞性贫血的IRIDA患者当中并非如此，此类患者对口服反应迟钝，这在一定程度上是由于铁调素水平较高，肠道外无法吸收铁元素造成的。IRIDA是由于TMPRSS6（膜型丝氨酸蛋白酶2抗体）中突变引起的，这种突变基因能够编码负向调节铁调素表达的蛋白酶。有趣的是，TMPRSS6中的遗传变异体在一般人群中非常普遍，这种遗传变异体能够调控未成熟的红系细胞调节铁的吸收和血红蛋白的合成。TMPRSS6变种是否能够通过铁调素水平的升高和膳食铁吸收的下降促进机体的铁缺乏尚需进一步探索。

七、铁调素的调节

铁调素在肝细胞中的表达受到多重调控，部分信号是对立的，包括系统性铁利用率（如转铁蛋白Tf-Fe2）、肝脏的铁存储、促红细胞生成素活性、组织缺氧和炎症/感染状态（图1-1-2）。

八、系统性铁利用率的调节

在发现铁调素的生物相关性之后，研究人员在理解铁响应中控制铁调素表达的分子和途径以及该过程中遗传性血色沉着病（HFE、HJV和TfR2）中膜蛋白的作用方面已经取得了重要的进展（图1-1-2 A）。

已经有研究证实，HFE能够起到肝脏细胞浆膜上Tf-Fe2、TfR1和TfR2浓度感应器之间双峰开关的作用。该模型受到下述调查结果的支撑：HFE与转铁蛋白结合域相重叠的位点上的TfR1结合，因此Tf-Fe2与HFE竞争与TfR1的结合。相比之下，TfR2可以同时和HFE 和 Tf-Fe2结合。TfR1突变的小鼠中HFE结合的升高能够降低铁调素的表达和系统性铁超载，这与缺乏HFE的小鼠症状是类似的，这表明TfR1能够抑制HFE的表达，并阻止其参与铁调素的激活。与之相反，分解HFE-TfR1相互作用的突变或HFE水平升高的小鼠显示出铁调素表达的升高。

转铁蛋白的铁调素活性需要HFE和TfR2。这些观察结果支持的模型是，较高浓度的Tf-Fe2会将之前的TfR1取代为HFE，以促进其与TfR2的相互作用，通过提高Tf-Fe2与低亲和力TfR2的结合能力使之进一步稳定。HFE-TfR2复合物能够激活铁调素的转录。未来的研究需要确认“Tf-Fe2-感知复合物”中涉及的蛋白质的化学计算，并澄清HJV是否为其一部分。

尽管HFE 和 TfR2能够明确促进铁调素的活化，但是，BMP的信号通路的定量最为关键。到目前为止，我们也仅仅对这种机制有了部分了解，该机制能够将“Tf-Fe2-感知复合物”和肝细胞中铁存储中的信号整合。后一种情况以BMP6为中心，通过铁离子进行正向调节。铁离子水平的升高如何激活BMP6 mRNA的表达以及铁离子缺乏的抑制机制仍需进一步调查研究。BMP6基因敲除的小鼠能够表现出铁调素缺陷和组织铁超载，尽管BMP2和BMP4也可以与HJV结合。有研究认为，BMP6能够以自分泌的方式参与该机制，其作用类似于软骨细胞分化中的作用，以通过HJV降低信号传导，BMP共同受体能够利用BMP受体实现铁的调节。BMP/HJV复合物可以和I型（Alk2和Alk3）和II型（BMP）受体结合，以降低受体活化SMAD（R-SMAD）蛋白的磷酸化作用，以及co-SMAD因子——SMAD4涉及的活化转录复合物的生成（图1-1-2 A）。

铁调素启动子的两个序列基序（近端BMP-RE1和远端BMP-RE2）对于通过HJV、BMP6和SMAD4转录和含有BMP-RE2的启动子区域而言非常关键。多重证据已经强调了铁调素激活中HJV/BMP/SMAD信号的重要性：①缺乏铁调素调节蛋白的小鼠表现为肝脏中R-SMAD磷酸化作用的衰减；②小鼠服用BMP2 和 BMP6会诱导铁调素mRNA并降低血清中铁浓度；③BMP拮抗剂（如dorsomorphin）能够抑制铁调素mRNA的表达，并提高血清中铁离子浓度；④co-SMAD4的肝脏特异性破坏能够引起严重的铁超载，并削弱铁调素的转录；⑤抑制性iSMAD7能够强有力地抑制细胞模型中铁调素的转录。有趣的是，R-SMAD磷酸化作用在缺乏HFE的小鼠中也会衰减，这表明，HJV和HFE能够共同激活铁调素的转录。BMP/SMAD和p38-MAPK信令途径之间的串扰会激活原代肝细胞中对Tf-Fe2响应的铁调素mRNA的表达。p38- MAPK和Erk1/2的激活取决于HFE和TfR2，因为这些途径在HFE或TFR2缺乏的小鼠中或在双基因敲除的小鼠中会衰减。

除了铁调素基因本身的突变之外，仅仅HJV的突变也会导致铁调素表达的缺乏和遗传性血色素沉着症的发生。因此，铁调素调节蛋白在铁调素表达中起到中心作用，是多重调节输入的汇聚点。在IRIDA中突变的膜蛋白酶TMPRSS6能够与铁调素调节蛋白发生物理作用，并将铁调素调节蛋白分解，这两种蛋白在细胞表面都会表达，这表明，铁调素调节蛋白是铁调节中主要的TMPRSS6靶标。从遗传学角度上讲，铁调素调节蛋白和TMPRSS6的结合缺陷会引起铁超载，这表明TMPRSS6是铁调素调节蛋白的上游。但是，在Tmprss6基因缺陷的小鼠或IRIDA患者当中，铁调素调节蛋白在表面表达的增强尚未得到确认。

弗林蛋白酶（Furin）调节的蛋白质分解能够从细胞中释放铁调素调节蛋白，并生成可溶性铁调素调节蛋白（sHJV），其与BMP-依赖性铁调素的激活能够形成拮抗作用。铁元素和组织缺氧调节Furin mRNA的表达，实现其浓度控制。由于在骨骼肌细胞中，铁调素调节蛋白的表达水平较高，因此有研究认为，可溶性铁调素调节蛋白的释放是肌肉中铁缺乏的一个信号。重要的是，通过其他蛋白酶实现的铁调素调节蛋白的分解似乎并不能促进TMPRSS6的表达，TMPRSS6活性的缺乏会引起人类和小鼠中铁的缺乏。在进一步的研究中，我们需要解决TMPRSS6的表达途径及其活性的调节机制，TMPRSS6和弗林蛋白酶对铁调素调节蛋白的调节以及系统性铁平衡的相对贡献仍需进一步界定。

再生蛋白是DCC（直肠癌缺失）家族的一种，这种蛋白似乎能够稳定铁调素调节蛋白，并能提高BMP的信号表达和铁调素的表达。因此，缺乏再生蛋白的小鼠会表现为肝脏铁超载、铁调素水平较低以及BMP信号传导较弱。

九、红细胞生成信号的调节

红细胞的生成需要大量的铁元素，而红血球生成信号会抑制铁调素的表达（图1-1-2 B），因此红细胞生成具有重大的生理学重要性。尽管如此，研究人员对涉及的分子机制和相关因子尚不完全清楚。在对小鼠模型中静脉切开术或溶血反应的响应中，铁调素的抑制依赖于完整的促红细胞生成活性：红细胞生成的辐射抑制和细胞毒素抑制能够防止铁调素的抑制。红细胞前期细胞能够释放GDF15和TWSG1。无效红细胞生成的患者（如β-地中海贫血）中，血浆内高剂量的GDF15是可以检测的。GDF15的病理学浓度能够抑制细胞模型中铁调素的转录，但其潜在的分子机制尚不完全清楚。相比之下，低浓度的GDF15不能抑制细胞模型中铁调素的表达，很明显，这在镰状细胞性贫血患者、骨髓增生异常综合征患者和ACD患者中是无效的。在地中海贫血小鼠中，TWSG1的表达会升高，TWSG1的表达是在有核红细胞成熟的早期阶段合成的。在细胞模型中，BMP结合蛋白TWSG1会抑制Smad调节的信号转导，并引起铁调素的活化。在人类贫血症研究中，TWSG1表达、血浆内铁元素参数和铁调素浓度之间的关系尚不完全清楚。

十、组织缺氧的调节

缺氧诱导因子1（HIF1）和缺氧诱导因子2（HIF2）的肝脏特异性稳定剂能够降低铁调素的表达，化学缺氧诱导因子稳定剂也能抑制肝癌细胞中铁调素mRNA的表达。这些调查结果均显示，缺氧诱导因子降解中涉及的铁依赖性脯氨酰羟化酶起到了肝脏铁元素传感器的作用。缺氧诱导因子是否直接与铁调素启动子结合，目前还存有争议。

在有机活体内，组织缺氧引起的促红细胞生成素（EPO）的合成反过来会刺激红血球生成。注射促红细胞生成素的小鼠会降低其体内的铁调素水平，并且这种降低具有剂量依赖性，能够覆盖活化铁调素表达的信号。在人类志愿者中，即便是较低剂量的促红细胞生成素的注射也会立即降低铁调素的尿排泄。由于红血球活性的实验限制会对其疗效产生妨碍，因此促红细胞生成素很有可能会通过红血球生成的刺激来抑制铁调素的表达。

十一、炎症信号和应激信号的调节

炎症性细胞因子IL1和IL6都是铁调素表达的潜在诱导物，其对ACD响应的临床重要性在上文中已经讨论过。IL6能够激活转录Janus激酶（JAK）/信号转换器和活化剂（STAT），这能够通过STAT激活铁调素启动子（图1-1-2 C）。BMP信号通路也有助于通过SMAD4的炎症反应。注射酯多糖（LPS）小鼠的铁调素转录会升高，即便是在铁超载的情况下；同样，酯多糖能够中和铁缺陷响应中铁调素表达的衰减，这表明，在铁调素启动子上会整合两个信号，炎症性和铁存储调节因子的作用是独立的，并没有严格的次序。内质网（ER）应激也会提高铁调素的表达。转录因子环腺苷酸或应激转录因子CHOP和C/EBPalpha能够控制应激反应。已经有研究文献证实，铁调素转录的升高和铁元素的损失代表的是一种针对细胞过量增殖和癌症的防御机制，很有可能通过与p53肿瘤抑制蛋白在铁调素启动子中实现。

十二、治疗机会

随着人们对铁缺乏和铁超载（包括ACD）中铁调素作用理解的不断加

深，人们对铁损耗疗法或替代疗法的开发成为可能。铁调素激动剂和拮抗剂都是治疗与铁元素紊乱有关的有效药物。

目前，针对铁调素表达衰减疾病的治疗需结合铁调素激动剂的使用。最近的研究已经表明，转基因铁调素在缺乏HFE的小鼠中的表达能够预防铁超载。但是，铁调素替代物（类似于I型糖尿病的胰岛素治疗）是否能够对当前利用静脉切开术（或铁螯合剂）治疗遗传性血色沉着症进行补充尚不清楚。但是，通过转录提高铁调素合成的小分子可以作为地中海贫血症、其他铁超载贫血症和因丙型肝炎病毒感染引起的铁超载治疗的潜在备选方案。

铁调素拮抗剂也能够用于治疗与铁元素有关的贫血症。通过中和抗体或铁调素小分子干扰RNAs（siRNAs）实现的铁调素损耗能够恢复炎症性贫血小鼠模型正常的血红蛋白浓度水平。铁调素转录刺激通路的抑制剂能够提供一种新的用于治疗的化合物。药剂如BMP信号抑制剂dorsomorphin或sHJV能够降低小鼠中铁调素的基准表达，防止因铁调素表达过量而引起缺铁性贫血。另外，我们可以设想在已知的靶标铁转运蛋白上屏蔽铁调素的作用。

第二节　细胞内铁平衡：IRE/IRP系统

细胞内的铁平衡机制类似于系统性铁平衡机制：铁摄入、铁利用和存储之间的协调能够确保铁元素适当的供应并能防止因铁元素供应过量引起铁中毒。显而易见，机理和机制是完全不同的。与系统性铁平衡相比，细胞内铁的运输也会涉及铁排泄的调控（图1-2-1）。

一、细胞内铁的摄入

Tf-Fe2是哺乳动物细胞铁的主要来源，通过高亲和力的TfR1摄入铁元素。Tf-Fe2/TfR1复合物通过网格蛋白依赖性内吞作用内在化。早期内体的酸化会触发转铁蛋白及其受体的构象变化，并促进铁的释放。之后，游离的铁会被STEAP家族的metalloreductases还原为二价铁，并通过DMT1运输到细胞溶质之内。因此，DMT1在铁平衡中作为一种肠道细胞抗胰岛细胞抗体膜蛋白，在调节系统性铁摄入以及核内体蛋白的表达中起着双重作用。之后，大部分Apo-转铁蛋白和TfR1会在细胞表面回收。转铁蛋白循环的最佳动力学对于转铁蛋白结合铁的有效获得非常重要。尽管TfR1的表达无处

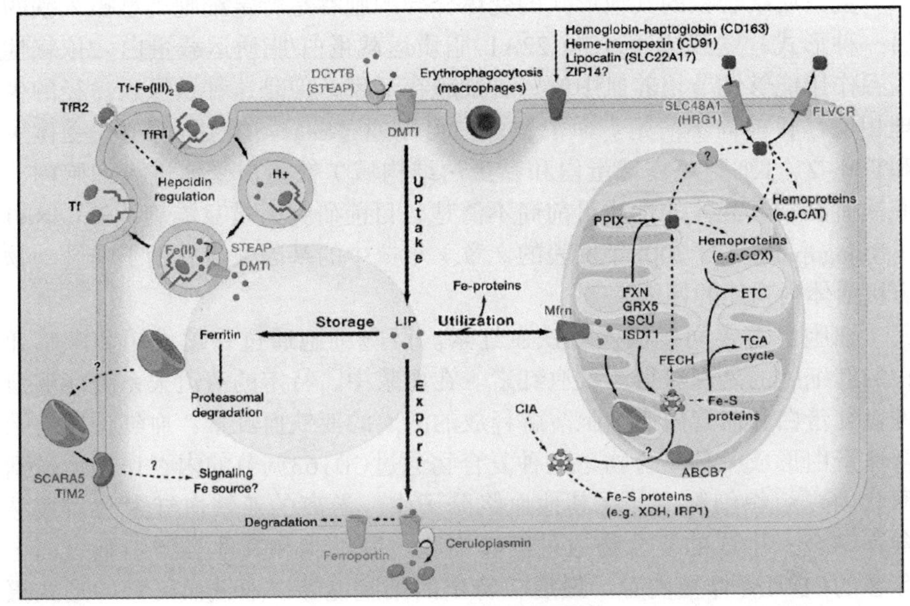

图1-2-1 细胞内铁代谢

（引自Matthias W. Hentze，et al. Two to Tango：Regulation of Mammalian Iron Metabolism. Cell，2010，172：30.）

不在，但是转铁蛋白的回收依旧对于大量的铁元素运输到红血球前期细胞而言十分重要。在缺乏转铁蛋白表达的人类和小鼠中，非造血组织（如肝脏）中的铁会累积，小鼠中TfR1病灶的靶向断裂表明，红血球前期细胞、淋巴细胞和神经上皮细胞的分化需要TfR1，但是其对于其他组织的发育而言可有可无，至少是在胚胎阶段。这意味着至少有某些细胞可以独立获得铁元素。

生物化学研究和遗传研究支持了铁摄入转铁蛋白途径的存在。此前研究人员认为，DMT1会参与肝脏细胞中非转铁蛋白结合铁的摄入，但是DMT1缺乏的小鼠肝细胞的铁负载表明，至少有一种转铁蛋白非依赖性摄入途径存在；金属转运体ZIP14便是其中的一种，但在有激活体内尚需进行功能性验证。

在系统性铁超载条件下，L型电压门控在离子通道调节转铁蛋白非依赖性铁进入心肌细胞；钙离子通道在铁运输至神经元细胞中起着关键作用，有趣的是，钙离子通道阻断剂（如硝苯地平）能够运输肝脏内的铁元素，并能增强铁负载小鼠中的尿排泄，这很有可能是通过提高DMT1调节的铁的运输实现的。这些研究结果表明了系统性铁超在治疗中新的治疗机遇。

蛋白质结合铁的其他形式的受体介导的胞吞是特定细胞类型摄入铁的另一种形式：铁载体通过SLC22A17脂质运载蛋白/脂质运载蛋白-2依赖性内吞作用能够调节培养皿中的肾脏细胞存活率，但是这种铁摄入途径的生理相关性目前尚不清楚。血清铁蛋白可以通过Scara5（A类清道夫受体）和TIM-2（T细胞免疫球蛋白和黏蛋白结构域）铁蛋白受体进入细胞内。亚铁血红素运载体的性质目前尚不清楚，目前研究人员只能确认SLC48A1（Rajagopal等人于2008年发表的文章）小鼠中的基因失活有助于哺乳动物有机活体内功能的评估。

细胞也需要间接摄入亚铁血红素。巨噬细胞通过吞噬作用和濒临死亡的红细胞的处理获得亚铁血红素。在血浆中，特定的清道夫系统能够清理血红蛋白和血管内血细胞溶解释放的游离的亚铁血红素：血红蛋白与结合珠蛋白形成一种复合物，这种复合物通过CD163调节的内吞作用运送到网状内皮组织细胞中。在其他血浆分子中，游离的亚铁血红素与血液结合素结合，生成的复合物通过巨噬细胞、肝细胞和其他类型细胞表面上存在的CD91受体被内吞。最后，特定的细胞能够以亚铁血红素的形式摄入铁元素。因此，细胞可以通过不同的摄入系统满足其对铁元素的需求（图1-2-1）。

二、细胞内铁的输出

多种细胞中都会发生铁的输出，包括神经元细胞和红细胞样细胞，铁的输出，对于细胞维持血浆内铁的浓度而言十分重要。这些细胞包括巨噬细胞和十二指肠细胞，在胎儿发育阶段，铁的输出通过胚胎外内脏内胚层（ExVE）和胎盘调节。这些细胞能够表达较高水平的铁转运蛋白（SLC40A1），在小鼠中，SLC40A1病灶的定向破坏效应能够反映出铁转运蛋白在这些细胞类型释放铁的过程中所具有的独特功能。正如我们在上文中所提及的，铁转运蛋白与辅助蛋白或血浆铜蓝蛋白（或其他细胞类型）共同运输二价铁离子，并促进从铁转运蛋白通道吸收铁离子，之后运载到血浆转铁蛋白中。血浆铜蓝蛋白和辅助蛋白都是同依赖性蛋白，这说明了铜的状态对于铁代谢的重要作用。

除了铁转运蛋白调节铁元素释放之外，细胞似乎也能够以亚铁血红素的形式输出铁元素；表达研究和病毒性干扰研究表明，FLVCR1能够促进亚铁血红素的排出。亚铁血红素排出的生理学作用目前尚不完全清楚，但是在小鼠体中，FLVCR1是必不可少的，这需要原红细胞分化和巨噬细胞亚铁血红素中铁的循环。细胞内部分铁元素也可以通过与铁蛋白结合排出细胞外，但是铁蛋白释放的机制和生理学作用尚需进一步定义。

三、细胞内铁存储

细胞质“细胞可变铁池”（LIP）中的铁元素不能参加金属反应，也不能排到细胞外，这些铁只能存储在24个FtH1和FtL亚基组成的铁蛋白杂聚物纳米谐振腔内。铁蛋白亚基的表达无处不在，但其表达比变化较大，这取决于细胞类型和对刺激物的响应，如炎症反应或感染。FtH1具有铁氧化酶活性，这是铁沉积到纳米笼中所必需的，而FtL能够促进铁的成核现象并提高铁氧化酶位点的周转。但是目前研究人员对LIP中提取的铁元素集体运输到铁蛋白的过程知之甚少。聚（rC）–结合蛋白（PCBP1）是一种RNA结合蛋白，其在转录后调节中的作用已经广为人知，在人工培养的细胞中，这种蛋白需要铁蛋白铁负载，能够促进离体的铁蛋白铁负载。在进一步研究中，我们需要解决PCBP1是否能够促进铁蛋白在试管内的矿化作用。

铁蛋白能够以氧化还原非活性形式锁定细胞内过量的铁元素，防止铁调节的细胞和组织受到损害。铁蛋白是必不可少的，这一点在FtH1基因敲除的小鼠早期胚胎致死率中已经得到证实。FtL5’IRE的突变能够引起储铁蛋白毛细管扩张内障综合征。FtL的C端突变能够引起遗传性血色素沉着症，这是一种成年发病型常染色体显性神经变性疾病，其特征是大脑内存在铁蛋白内含体和铁沉积。

四、细胞内铁代谢的调节

系统性铁平衡的关键是转录性调节（铁调素表达）和翻译后调节（铁转运蛋白的功能），细胞内的铁稳态通过铁调节蛋白1（IRP1）和铁调节蛋白2（IRP2）共同调节（我们分别称之为ACO1和IREB2）。两种直系同源RNA结合蛋白与顺式调节发卡结构（我们称之为IRE）相互作用，IRE存在于靶标mRNA的5’或3’非翻译区（UTRs）。当与铁蛋白H–或L–链（铁存储）的一个5’UTRIRE结合时，IRP会抑制编码的开始，而在TFR1（摄入）mRNA的3’UTR上，多重IRE基序能够防止内切核苷酸分解。IRP似乎也能通过3’UTRIRE基序积极调节DMT1（摄入）mRNA的表达，但其分子机制目前尚不清楚。

典型的IRE通过RNA序列和结构界定，并含有CAGUGN环上分离的非成对胞嘧啶（其中，N=U、C或A）（Muckenthaler等人于2008年发表的文章），HIF2a和DMT1 mRNAs的IRE在上游的3’链上有一个附加凸起。IRP1/

IRE相互作用的高度特异性和亲和力能够使两个空间上距离较远的位点确立多重RNA–蛋白质联系；上游和下游的序列可变性也会影响IRP1的结合亲和力，这有助于IRE控制的mRNAs对IRP调节的分级应答。在配体突变形成和系统性演化的基础上，这些途径能够产生高度亲和力的RNA结合物，这些结合物与典型的IRE完全不同，这表明，IRP调节子能够延伸到含有IRE的mRNA之外。

IRP与IRE的结合能够对细胞内铁离子水平做出响应。在铁充盈的细胞中，IRP2可以和FBXL5（富含亮氨酸重复序列蛋白5）衔接蛋白相互作用，这些衔接蛋白能够利用SCF（SKP1–CUL1–F）E3连接酶复合物，促进IRP的泛素化和蛋白酶体的降解，但在缺铁性细胞中，依赖FBXL5的IRPs分解会下降。铁调节的IRP的周转涉及作为铁感应分子的FBXL5的蚯蚓血红蛋白域：铁与该域的直接结合能够稳定FBXL5，因此，IRP会发生降解，而FBXL5则会发生另一种形式的分解。

第三节　细胞调节和系统调节之间的串扰

正如我们在上文中所描述的，系统性铁平衡和细胞内铁平衡是通过不同的控制体系维持的：铁调素/铁转运蛋白和IRE/IRP。这两种体系之间存在较高层面的协调非常有可能的，未来的工作将更为详细地界定这两种体系之间的协作。研究人员已经确认了三种互联。

第一种是铁转运蛋白连接：膜铁转运蛋白1的表达对于血浆内铁离子水平而言至关重要，膜铁转运蛋白1受到两个系统的调节：系统性铁状况是通过铁调素在翻译后进行传达的，而细胞内可用的铁通过铁转运蛋白mRNA的5’UTRIRE调节铁转运蛋白的合成。肠道细胞中IRP1和IRP2不足的小鼠不能限制铁转运蛋白在铁输出的细胞中进行表达，这会造成细胞内也缺乏。这表明两种控制机制都能够保证对铁输出的调控。IRE/IRP系统能够保护细胞输出的铁元素不会受到损失，而铁调素保护有机体不会出现系统性铁超载。铁转运蛋白小鼠突变体中铁调素和IRP调节机制是分离的，这能够更为清晰地界定两种调节体系各自不同的生理学和病理学条件下在控制细胞铁输出中的贡献。

第二种是HIF2a连接：HIF2a mRNA是一个IRP靶标（Sanchez等人于2007年发表的文章），编码的转录因子调节十二指肠细胞上表面DMT1的表达。缺乏小肠HIF2a的小鼠表现为DMT1和铁转运蛋白表达下降，无法促进铁的吸收，即便是铁调素表达相对较低亦是如此。铁调素、HIF2a和IRP的活性之间如何依赖以确保系统性铁供应仍需深入探索。IRPs、HIF2a和/或铁调素的组织特异性切除的小鼠系的杂交有着相当的教育意义。此前已经有文献讨论，铁调素转录在响应组织缺氧或铁缺乏时受到HIF2a的控制。

第三种是TfR连接：铁调素表达受到信令受体TfR2和“转换因子”HFE的调节，HFE在与TfR1结合时还会与血浆Tf-Fe2竞争（请参见上文）。高活性的IRP会促进TfR1的表达。血浆内铁离子“感知”TfR1的数量与“信令”TfR2的数量之间的平衡对于铁调素活性而言非常重要。因此，IRP的活性会通过调节肝细胞中TfR1的水平间接影响铁调素的表达。

第二章　铁超载的病因学

铁是人体必需的微量元素，但过量的铁即铁超载对机体具有毒性。正常成人含铁总量为：男性50mg/kg，女性35mg/kg，除上皮细胞脱落及女性月经丢失铁之外，人体缺乏有效的铁排泄机制。过多的铁摄入人体或体内产生的大量铁无法排出，导致铁蓄积并引起组织器官损伤，这个病理过程称为铁超载（iron overload，IO）。目前，病理性IO已呈全球流行趋势。

根据病因不同，IO性疾病分为原发性IO和继发性IO。原发性IO仅指遗传性血色素沉积症。导致继发性IO的临床疾病很多见，如溶血性贫血、长期输血、酒精性肝病、非酒精性脂肪肝、慢性病毒性肝炎、过量补铁、血液透析等。目前，随着遗传性血色素沉积症发病率的升高以及临床疾病输血治疗的增加，IO也随之呈现全球流行趋势。在IO的状态，血液循环中的铁量超过了血清转铁蛋白的结合能力，会形成大量的非转铁蛋白铁，也就是自由铁。自由铁进入细胞后会催化生成大量的活性氧自由基，并引起脂质过氧化、蛋白修饰、DNA损伤及抗氧化物质耗竭，继而导致细胞的损伤甚至死亡。

第一节　原发性铁超载性疾病

遗传性血色素沉积症（hereditary haemochromatosis，HH）。

一、临床特点

HH又称为HFE相关性血色素沉着症，是以膳食铁蓄积导致器官损害为特征的常染色体隐性遗传病。由于女性绝经前可通过月经和怀孕而失去铁，因而男性HH患者的临床表现更为严重。铁主要沉积在肝脏和关节的滑液组织中，进而沉积在胰腺、皮肤、心脏和垂体前叶促性腺激素分泌细胞中，很少在肾上腺和甲状旁腺沉积。HH的表现包括肝硬化、关节病、糖尿病、色素沉着、心肌病和阳痿。疲劳是常见的早期症状，关节痛常会影响HH病患者的生活质量。其中，肝硬化导致HH患者存活率显著降低，并使肝细胞癌（hepatocellular carcinoma，HCC）的患病风险增加了100倍。肝硬化是HH患者最常见的死亡原因。

二、基因诊断

1996年HFE基因的发现显著改变了血色素沉着病的诊断途径，为非侵入性诊断、筛查和流行估计提供了一种特殊的工具。在6p染色体上的C282Y突变的纯合子占了HH患者的90%。

正常人体，根据体内铁的贮备量，胃肠道能够自我调节对铁的吸收量。但当IO发生时，机体却没有生理机制排泄多余的铁。在HH中，由于HFE基因缺陷导致胃肠道不能适当减少铁的吸收量，从而引起患者体内长期的铁蓄积（图2-1-1）。患者的生化改变，最初表现为血浆转铁蛋白（trans ferrin，Tf）饱和度升高，随后出现血清铁蛋白（serum ferritin，SF）和组织铁负荷增高。正常成人体内总铁量为4g，HH患者体内铁量通常超过10g。在没有其他肝病风险的C282Y纯合子患者中，SF浓度超过1000μg/L与肝纤维化的发展密切相关，并且治疗此类患者的相对死亡风险比其他患者高5倍。

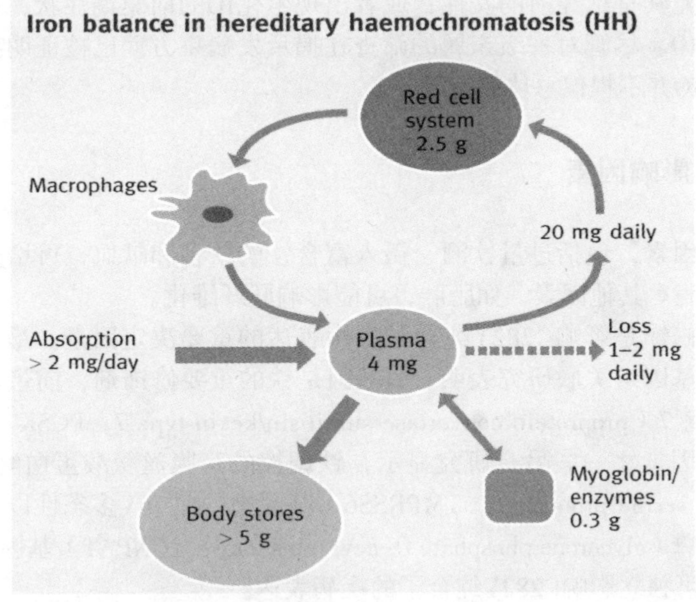

图2-1-1　遗传性血色素沉积症的铁代谢

（引自WJH Griffiths. Haemochromatosis，Medicine，2015，43（11）：657.）

生理状态下，维持铁稳态主要依赖胃肠道的吸收，伴极少量的丢失，成人体内总铁量为4g。HH患者，由于肠道摄取铁的反馈机制丧失，导致体内铁储存量显著增多。患者转铁蛋白含量接近总铁量的1%，HH早期即转铁蛋白出现饱和。

在大多数HH患者中，无须肝脏活组织检查就可确诊，兼容的基因型与铁负荷的生化证据相结合即可，Tf饱和度和SF均升高具有显著的提示意义。在北欧90%～95%的病例为常见的基因型C282Y/C282Y，大约4%病例属于复合杂合型C282Y/H63D，后者通常只有轻度的IO。没有可识别的基因型或存在严重肝纤维化风险的病例需进行肝脏活检。在纯合子中，血清转氨酶值正常，无肝肿大，SF低于1000μg/L，肝纤维化的风险可忽略不计。此外，血清透明质酸浓度超过46.5ng/mL，其敏感性和特异性与肝硬化100%相关。瞬时弹性成像可以精确地将铁蛋白高于1000ng/mL伴转氨酶升高的60%的纯合子患者进行分类，此类患者一般无须再行肝脏活检。几年来，随着临床上对肝硬化认识的深入和HFE基因检测的开展，其实HH患者并发肝硬化已变得并不常见。T2核磁共振成像可以识别肝脏内铁沉积，采用非侵入性的专用软件便可进行量化评估。

尽管在C282Y突变中，有1/200的高加索人是纯合子，但只有一小部分人有明显的症状或体征。C282Y纯合子的“外显率”一般较低，许多同卵双胞胎，尤其是绝经前的女性，或者出现生化IO的前驱期症状，或者根本检测不到IO。尽管对一级亲属的筛查在揭示发病率方面已被证明有效，但是实际上IO并不提倡总体筛查。

三、影响因素

环境因素，包括过量饮酒、摄入富含铁的饮食和献血，可增加铁负荷并导致疾病。其他因素，如肥胖，可能影响肝纤维化。

基因修饰是影响C282Y纯合子疾病表达的重要决定因素。最近对HFE患者的全基因组关联研究表明：Tf基因是铁的重要修饰剂，前蛋白转化酶枯草溶菌素7（proprotein convertase subtilisin/kexin type 7，PCSK7）是肝硬化的危险因素之一。另有研究显示，铁调控的跨膜丝氨酸蛋白酶6（trans membrane serine protease 6，TMPRSS6）基因中的A736V多态性以及甘油磷酸基转移酶（glycerone phosphate O-acyl trans ferase，GNPAT）基因的D519G变异，均可独立影响C282Y纯合子的疾病表达。

第二节 继发性铁超载性疾病

一、盲目过量补铁

盲目过量补铁的现象主要见于儿童。对于生长发育快速的儿童而言，其对铁的需求量亦会随之增多，儿童生长发育期可能会出现铁缺乏的现象，甚至罹患缺铁性贫血。盲目过量地补铁导致很多儿童出现体内铁负荷过重。

二、铁缺乏症

铁缺乏症包括铁缺乏（iron depletion，ID）、缺铁性红细胞生成（iron deficiency erythropoiesis，IDE）和缺铁性贫血（iron deficiency anemia，IDA）三个阶段。当机体对铁的需求与供给失衡，导致体内贮存铁缺乏即ID，继之红细胞内铁缺乏导致IDE，最终引起缺铁性贫血（IDA）。各种缺铁导致的红细胞生成减少而引发的贫血，称为IDA。IDA发病影响到全球30%的人口，尤其是儿童（特别是婴幼儿）和孕妇，分别占发病人群总数的50%和40%。我国进行对7个月至7岁儿童ID流行病学调查研究显示，ID患病率为32.5%，IDA患病率为7.8%，局部地区的发病率甚至达到20%～50%。

病因调查显示，儿童铁缺乏症主要原因是铁摄入不足，如添加辅食的时间较晚和辅食结构不良（碳水化合物所占比例大，蛋白类食物添加少）；部分孕妇患IDA，胎儿先天铁储备量不足；学龄前患儿30%是由于偏食。成人铁缺乏症主要原因是铁丢失过多，与消化道失铁和女性月经过多有关。消化道失铁主要包括长期反复消化道溃疡出血、反复痔疮出血及消化道肿瘤导致的慢性失血；长期饮茶亦可导致失铁，茶叶内的大量鞣酸可抑制胃酸的分泌，并与铁形成不溶性沉淀物鞣酸铁，致使铁的摄入减少而排出增多。女性月经增多导致缺乏症的主要原因包括子宫肌瘤、功能性子宫出血、原发性血小板减少性紫癜等。

主要临床表现，患者贫血貌，面唇及黏膜苍白，重者出现不同程度的缺氧及其代偿征，心率和呼吸增快，运动后出现心跳、气紧、心脏扩大，可闻及收缩期吹风样杂音及舒张期杂音，心电图ST-T异常；血红蛋白<5g/d

时，甚至发生心力衰竭。精神行为异常，如烦躁、易怒、注意力不集中、异食癖。生长发育迟缓、智力低下。口腔炎、舌炎、舌乳头萎缩、口角皲裂、吞咽困难。毛发干枯、脱落；皮肤干燥、皱缩；指趾甲缺乏光泽、脆薄易裂，重者指趾甲变平，甚至凹下呈勺状（反甲）。

血生化学检查，ID期（又称隐匿前期）临床难以发现，仅有贮存铁减少，表现为骨髓细胞外铁减少，血清SF低于正常。而患者的骨髓铁粒幼细胞、血清铁、转铁蛋白饱和度、血红蛋白以及红细胞比积均正常。IDE期的特点表现为贮存铁减少或消失，骨髓铁粒幼细胞减少且数值<10%，血清铁蛋白低于正常值，红细胞原卟啉高于正常>5.1μg/dL，血清铁及转铁蛋白饱和度可降低，总铁结合力增高，但血红蛋白及红细胞比积正常，红细胞为正色素。IDA期除以上指标异常外，血红蛋白或红细胞比积降低，并出现不同程度的低色素性贫血。

三、盲目补铁

铁缺乏症是儿童常见的营养缺乏症。很多没有铁缺乏症的正常儿童，他们的家长受"补铁增智强身"等商业性宣传和大量名不副实的补血广告的误导，认为补铁无害，多多益善，不问原因，长期从各种渠道购买各种补血产品，而绝大多数补血品主要成分是铁。上述因素主要导致慢性IO。急性铁中毒主要见于儿童一次大量误服含铁制品而发生的意外，当一次摄食铁量≥20mg/kg时，即可出现急性铁中毒。或对非铁缺乏者大量应用含铁制品，或者同时食用多种铁强化食品，是目前导致非贫血人群体内铁负荷过重的主要原因。

对于铁缺乏症患者，因商家盲目推销补血品，误导病家盲目购买补血品，造成不应该用铁剂治疗的贫血患者长期服用含铁制品或铁强化食品，导致病情加重，甚至转变为IO。

第三节　输血性铁超载

输注全血，是临床上对慢性贫血病人和大量失血病人惯常采用的一种有效的治疗方案。人体内无有效的铁排泄途径，长期输血或一次性大量输血，不可避免地将导致IO。输血性IO主要损害患者的心脏、肝脏和内分泌器官。

一、慢性输血

各种类型的贫血性疾病，包括遗传性和获得性两大类。遗传性贫血，如地中海贫血症（thalassemia），尤以重型β-地中海贫血最常见，镰状细胞病（sickle cell disease，SCD），先天性红细胞生成异常性贫血（congenital dyserythropoietic anaemia，CDA），遗传性球形红细胞增多症（hereditary spherocytosis，HS），先天性纯红细胞再生障碍性贫血（又称Diamond-Blckfan综合征，Diamond-Blackfan anemia，DBA），χ连锁铁粒幼细胞性贫血（ALAS2缺陷），丙酮酸激酶缺乏症；获得性贫血包括骨髓增生异常综合征（myelodysplastic syndromes，MDS）、难治性再生障碍性贫血（aplastic anemia，AA）、获得性纯红细胞再生障碍性贫血（pure red cell aplasia，PRCA）和骨髓纤维化等。贫血性疾病会导致患者血红蛋白水平降低、疲劳、嗜睡、精神萎靡、身体虚弱，甚至死亡。患者往往需要经常性接受输血治疗以维持生命。

理论证实，每毫升压积红细胞含铁1mg（即1mg/mL），200 mL全血的每单位红细胞含铁100mg（即100mg/U），患者输注红细胞20U或SF＞1000μg/mL，即可诊断为IO。依赖输血的贫血患者，如果每 2 周输 2 U红细胞，1 年就可输入50U红细胞，4年将输入200U，相当于摄入20g的铁剂，是正常成人体内含铁总量的7倍，不可避免地会导致IO以及器官功能障碍。

IO状态下，储存铁的铁蛋白饱和后，自由铁堆积在巨噬细胞内，随后转运至肝脏、心脏、胰腺和内分泌组织的实质细胞，而这些细胞储存铁的能力非常有限。铁是脂质过氧化反应的促进剂，自由铁参与过氧化反应，产生自由基和脂质过氧化物，引起细胞受损和DNA损害。

1.肝脏损伤

肝脏是体内铁代谢的主要器官，也是体内最大的储存铁的器官。自由铁主要沉积在肝细胞和Kupffer细胞内，引起氧化应激，损害细胞器，累及线粒体和溶酶体。铁诱导的脂质过氧化物刺激肝细胞胶原的合成及细胞恶变。因此，肝脏IO载可形成两种严重的病理后果：肝纤维化和肝细胞癌，肝纤维化进一步发展为肝硬化或肝癌。规律输血2年内患者可出现肝纤维化，10年内可能发展为肝硬化。

2.心脏疾患

低浓度的自由铁即可对心肌产生毒性。自由铁渗透入心肌细胞膜，使心肌僵硬、舒张期功能不全以及左心射血分数下降，导致充血性心肌病、难治性心力衰竭、心律失常，并增加心脏猝死的风险。

3.内分泌异常

内分泌功能的异常可能是IO最常见和最早出现的临床表现。胰腺β细胞受损导致II型糖尿病；脑垂体IO，可出现矮小症，性腺出现性功能减退、青春期延迟、不育症；甲状腺和甲状旁腺受累，导致甲状腺及甲状旁腺功能减退；肾上腺受累可出现肾上腺功能减退。IO性内分泌异常发病率较高，超过50%。

4.神经退行性病变

中枢神经系统中，铁是合成多巴胺和5-HT的辅助因子，同时也参与了脑组织中脂类和胆固醇的生物合成以及GABA能神经元的活动，还是少突胶质细胞鞘磷脂结构的构成成分之一。脑内铁超载产生的自由基导致神经元的氧化损伤，氧化应激造成神经元退行性病变，出现阿尔茨海默氏症和帕金森病。

5.其他异常

包括皮肤色素沉着、大关节病变、骨质疏松，由于铁沉积在肌肉细胞内，还可见严重的肌肉痛性痉挛。此外，IO导致免疫缺陷，使患者对一些不常见的病原菌（如耶尔森氏菌和弧菌）易感。

由于输血后IO的大量信息来源于常见的地中海贫血症和镰状细胞病，因此以下主要介绍与它们相关的慢性输血对患者的影响。

二、地中海贫血症及其输血性铁超载

地中海贫血症是一种遗传性血红蛋白病，是由于调控珠蛋白合成的基因缺失或突变，引起构成血红蛋白的α链或/和β链珠蛋白的合成缺失或不足导致比例失衡，红细胞寿命缩短的一种溶血性贫血，简称地贫。地贫又称海洋性贫血或珠蛋白生成障碍性贫血，是世界上最常见的遗传性疾病，影响着地中海盆地2.4%～15%的居民。在我国，该病主要分布长江沿岸及以南的地区，尤以广西、广东、福建、云南、贵州、湖南等省最多。根据血红蛋白中珠蛋白肽链受损类别的不同，主要分为α-地中海贫血与β-地中海贫血两类，另外还有些复杂的少见类型，如δβ-、γδ-、δ-、εγδβ-地中海贫血。α-地贫基因位于16号染色体短臂13区3带（16 P

13.3）。β-地贫基因位于11号染色体短臂1区2带（11 P 1.2）。多数人只是携带地贫基因而不表现出任何贫血症状，被称为地贫基因携带者。目前，全球报道过的地贫基因亚型多达二百余种，我国常见的有23个亚型。

1.地中海贫血症的输血性铁超载

除了疾病本身，医学工作者对地中海贫血症的输血治疗方案及输血导致的并发症尤为关注。重型地中海贫血（Thalassaemia major，TM）是指输血依赖性地贫，患者从儿童期开始就需要依赖输血来维持生命。经由输血，患者每天的铁摄入量为0.3～0.6mg/kg。尽管预期寿命在不断提高，但输血性心脏病仍然是TM患者死亡的主要原因。

2.地中海贫血症铁超载的监测

地中海贫血需输血治疗的患者，需要进行IO的临床监控。目前，主要使用三个参数来评估输血患者的IO程度，并用于预测他们出现IO并发症的风险，三个参数分别为：血清铁蛋白SF水平，肝脏铁浓度（liver iron concentration，LIC）和心脏的磁共振成像（magnetic resonance imaging，MRI）T2。三者任何之一都可作为铁诱导心脏毒性和患者过早死亡的风险指标，临床实践中参考这三个参数可用于指导螯合剂的治疗，如表2-3-1所示。

表2-3-1　铁超载检测指标和阈值

Threshold values	IO	Severe IO
SF values（ng/mL）	1000	2500
LIC（mg/gdw）	3 ~ 7	15 ~ 20
Cardiac T2*（ms）	20	10

注①SF（serum ferritin）：血清铁蛋白；LIC（liver iron concentration）：肝铁浓度；Cardiac T2*：心脏T2值。

②本表引自：I. Thuret，C. R. Biologies，2013，336（3）：165。

（1）血清铁蛋白SF水平。

铁蛋白是人体内一种大分子蛋白质，它参与体内铁的转运和贮存，对铁代谢的调节具有重要意义，是铁的主要贮存形式。铁蛋白主要由肝脏合成，广泛存在于人体脏器与体液内，以肝脏、脾脏和骨髓中含量为多。

SF检测是一种简单方便、价格低廉、全球通用的方法，反映储存铁状况的良好指标。实验证明，SF与体内储存铁呈良好的相关性。1mg/mL血清铁蛋白相等于8mg储存铁。血清铁蛋白＞341.0mg/mL为IO阳性。对TM病人的研究还表明，SF水平与体内储存铁和LIC均呈显著正相关。临床中，SF是反应体内铁水平的主要指标，同时可作为参考标志用于指导每3～6个月调整螯合剂的用量。SF≥1000ng/mL提示开始给予螯合剂治疗，如果SF≥2500ng/mL合并严重IO则需要增加螯合剂用量。螯合疗法的目的是维持SF在1000ng/mL以下水平，一般可降至500ng/mL左右。SF阈值是安全有效的临床IO的监测指标，特别是针对TM成人患者。

（2）肝脏铁浓度LIC。

机体70%~80%的铁储存在肝脏中，LIC准确反映了地中海贫血患者体内的总铁含量。LIC主要采用以下方法检测：肝脏穿刺活检，MRI和超导量子干涉装置磁性生物电测仪（magnetic biosusceptometry by the superconducting quantum interference device，SQUID）。

SQUID是一种非侵入性的检测方法，但它的可用性有限，全球范围内极少采用。肝脏穿刺活检虽然是检测肝脏IO诊断的金标准，但是作为一项有创性检查，活检具有产生并发症的危险性。由于铁在肝内不同部位的沉积量有所不同，因此需要对肝脏进行多点穿刺才能保证检测结果更加准确，这样大大增加了活检并发症的发生率。

铁有顺磁性，人体内只有铁蛋白及含铁血黄素具有顺磁性强化作用。铁蛋白和含铁血黄素与邻近氢质子的相互作用也会对弛豫时间产生影响，以及局部邻近氢质子与顺磁性铁之间的相互作用对弛豫时间产生影响，GRE序列上的T2*缩短，相对应的弛豫率（R2*，1/T2*）增加；随着回波时间的延长，由于过量铁的存在所致的顺磁性影响，肝脏信号衰减加快，最终实现了MRI对体内铁的检测。由于活检是侵入性的操作，现在通常用MRI检查LIC，并且每1～2年就会推荐TM患者检查一次。

值得注意的是，MRI是以用从肝脏活检中获得的LIC进行校正，并以同等的精确性对扫描样本的LIC进行评估，并非直接测定获得LIC。T2*作为一种间接检测肝脏铁过载的手段，仍具有一定的局限性，当肝脏铁负荷约超过30mg/g，MRI对肝脏信号衰减的捕捉能力下降，导致测量结果的准确性降低。

（3）心脏磁共振成像。

MRI为无创性检查，可应用于量化不同器官铁浓度，且优于临床其他指标，其中敏感度及准确率均较高的方法为T2*法，已应用于地中海贫血肝脏和心脏的评估。

心脏T2*的测量，临床上广泛应用于识别临床前期的心脏铁沉积，使IO的治疗效果得到了极大的改善。铁缩短T2*释放时间：心脏T2*值＞20ms，表示心脏铁含量正常，T2*值10～20ms表示中度IO，T2*值<10ms则是重度IO。心脏T2*成像已证实，在接受去铁胺（deferoxamine，DFO）治疗的成人TM患者中心脏铁沉积病的发生率很高（约占成人TM患者的一半），并且T2*值降低意味着左心室射血分数（left ventricular ejection fraction，LVEF）受损。严重的T2*值缩短，提示患者有可能在一年内会出现心力衰竭。T2*值是鉴别心力衰竭和心律失常高危患者的最佳指标，它的预测价值要优于SF和LIC。已有报道证实，MRI心脏T2*值的引入可显著降低住院地贫患者的出现心源性死亡的概率。依据心脏铁负荷的程度，通常需要每6～24个月对8～10岁的患儿进行心脏MRI检查。

MRI也可用于评估垂体和胰腺组织的IO。垂体的IO与肝脏和胰腺的铁负荷均呈正相关，但却与心脏铁负荷无相关性，这表明垂体可能比心脏更快、更早地出现IO。另有研究提示，胰腺IO未来有可能作为心脏IO的标志物之一。

我国学者的研究显示，输血依赖性疾病患者的肝脏和胰腺T2*值与3年内输血量呈负相关；心脏T2*值与输血量无关。他们发现少量输血和大量输血均有肝脏的铁沉积，但心肌、胰腺的铁沉积主要出现在患者大量输血时。因此，他们认为随输血量的增加肝脏铁沉积最早，心肌和胰腺相对较晚。LIC才是反映人体整体铁沉积水平的可靠指标。

三、镰状细胞病及其输血性铁超载

SCD是一种常染色体显性遗传血红蛋白病。因β-肽链第6位氨基酸谷氨酸被缬氨酸所代替，构成镰状血红蛋白（H6S）取代了正常血红蛋白。临床表现为慢性溶血性贫血、易感染和再发性疼痛危象，以致慢性局部缺血导致器官组织损害。SCD临床症状虽不严重，但是当患者反复出现并发症时则需要间断地输血治疗。

1.镰状细胞病的输血性铁超载

近年来，接受长期输血治疗的SCD患儿数量显著增加。在发达国家，由于中风的一级预防，大约15%的儿科SCD人群需要接受长期的输血治疗。为了延长预期寿命，有器官损伤的成年SCD患者中很多人需要通过延长输血来改善器官功能。英国某大型SCD中心的回顾性研究显示，成人患者输血的比例从2000年的15%上升到2009年的19%，平均输血单位每个病人从11U上升到21U。

肝脏是SCD铁毒性的主要靶器官（图2-3-1）。有研究表明，SCD成人的肝硬化患者中有一半死于严重的肝内铁沉积。在1996～2006年期间，对387名青年患者进行了回顾性研究，从儿科到成人保健的10年中，对22名死者的死因分析发现，10人死于慢性IO，8人死于肝功能衰竭，2人死于心脏疾患。对规律输血3～3.5年且不伴病毒性肝炎的SCD患儿研究表明，尽管LIC较高（平均为10～15mg/gdw），但仍有积极发现，如肝纤维化程度较低，肝损伤程度较低，Kuppfer细胞中的铁沉积量比肝细胞大。此外，ALAT水平的变化与SCD患儿的IO程度显著相关，在患者需要长期输血治疗的情况下，长时间的随访更有利于评估肝损伤的程度。

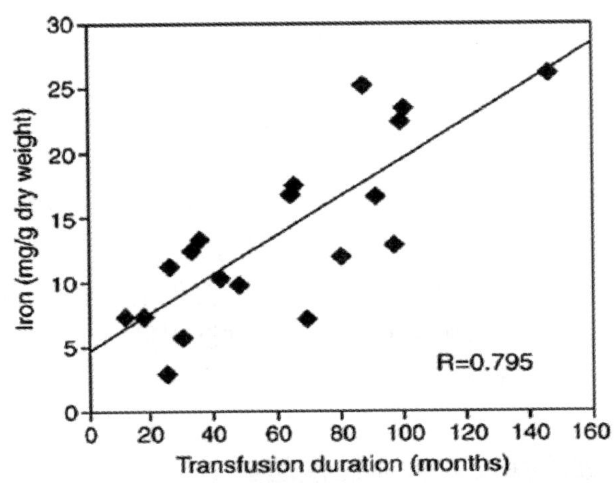

图2-3-1　SCD患者肝脏铁含量与输血病程的关系

（引自Severity of iron overload in patients with sickle cell disease receiving chronic red blood cell transfusion therapy. Blood，2000（96）：76－79.）

在SCD中，肝外铁分布通常不如在地中海贫血中明显。与TM患者相比，输血的SCD患者较少出现与IO相关的并发症，也很少出现心脏铁沉积或心力衰竭。和未接受输血治疗的SCD患者相比，LIC高于10mg/gdw或SF高于2000ng/mL的患者其内分泌病变没有显著增高。尽管如此，铁相关的肝脏疾病依然是SCD青年患者死亡的一个不容忽视的原因，并且铁相关的心脏衰竭也可能累及IO的SCD成年患者。有研究已经证实了SCD成年患者的IO和其死亡率之间的相关性。一项大型的回顾性研究显示，IO的SCD成年患者的死亡率显著高于无超载者（64% vs 5%）。北美IO中心研究表明，输血的SCD患者与有IO和输血病史的TM患者具有同等的死亡风险，其中5/17的长期输血的SCD患者死于心肌病。

2.镰状细胞病铁超载的监测

对于SCD患者的监测与TM相似，包括输血量、SF连续测定和LIC检测。在SCD中，LIC是评估患者总铁负荷（total iron load，TIL）和螯合剂功效的最佳指标。一项STOP研究发现，接受常规输血治疗的儿童，随着时间延长SF水平规律增加。轻度铁超载的状态下，在螯合治疗开始前，SF水平与TIL密切相关。相反，当SF水平较高（≥2250ng/mL）时，85%的病人才表现出LIC超过10mg/gdw。长期输血的SCD患儿的SF水平与铁负荷增加（由LIC或TIL测得）并非呈线性关系，特别SF处于1500～3000ng/mL。因此，在输血治疗和螯合治疗的患者中，特别是SF水平较高时，IO评估应包括TIL的测定。由于IO程度与患者的输血频率（每年的输血次数）相关而不是输血总量，因此对于某些患者，如长期规律输血和螯合剂联合治疗或长期间歇输血治疗者，无法准确计算出他们的输血铁负荷，此时更适合采用LIC检测评价IO情况。

四、急性输血

越来越多的证据表明，急性输血的并发症与铁密切相关。急性输血的风险包括溶血性反应、发热性非溶血性反应、过敏反应、输血相关肺损伤和感染性疾病的传播等。最新研究显示，输血还会导致败血症增加、医院感染增加、ICU住院时间延长和死亡率增加。

临床数据表明，浓缩红细胞（packed red blood cells，PRBCs）的库存时间在输血相关死亡率和发病率中起着重要作用。PRBC库存时间延长会显著提高非转铁蛋白结合铁（non transferrin bound iron，NTBI），也就是自由铁的水平。当血液库存＜10天，红细胞中含有极少量的NTBI；当贮存＞17天，红细胞内NTBI含量逐渐增加；30天内的库存血PRBCs中均可检测到自由铁。同时，转铁蛋白饱和度也随血液库存时间的延长而增加，低于10天转铁蛋白饱和度＜44%；血液贮存超过一个月，则转铁蛋白饱和度大于88%。此外，在库存血中，转铁蛋白和铁蛋白的水平随着时间的延长并没有变化，这表明，细胞外铁的增加可能是通过其与蛋白质的静电结合力而实现的。

五、慢性病毒性肝炎

大量数据表明，慢性病毒性肝炎患者的肝组织内存在铁过度沉积的现象，同时伴有血清铁水平的增高。在各型病毒性肝炎中，以丙型肝炎病毒（HCV）和乙型肝炎病毒（HBV）感染导致肝内铁超载较常见。

Di Bisceglie等首次发现慢性肝炎（乙型肝炎和丙型肝炎）患者SF水平和血清铁（serum iron，SI）水平升高。一项针对209名丙型肝炎患者的研究发现，42.10%的病人肝组织活检发现铁沉积，其中大部分是轻度沉积（患者中35.4%），并且伴有SI、SF和转铁蛋白饱和度（transferrin saturation，TS）水平升高。另有研究发现，随慢性肝炎病变程度加重，血清转铁蛋白（transferrin，TFR）随之降低而SF随之上升。

目前HCV导致肝内IO的机制尚未完全明了。有研究认为，HCV可通过降低铁调素水平改变铁新陈代谢，导致肝内铁超载。同时，HCV蛋白也被证实可直接促进十二指肠铁吸收、巨噬细胞铁释放和肝内铁积聚。此外，研究表明HCV感染的肝细胞给予铁剂后病毒复制增加；铁超载的巨噬细胞与HCV感染的肝癌细胞共培养亦能显著提高病毒复制率。以上研究充分表明铁超载与HCV感染呈协同关系（图2-3-2）。

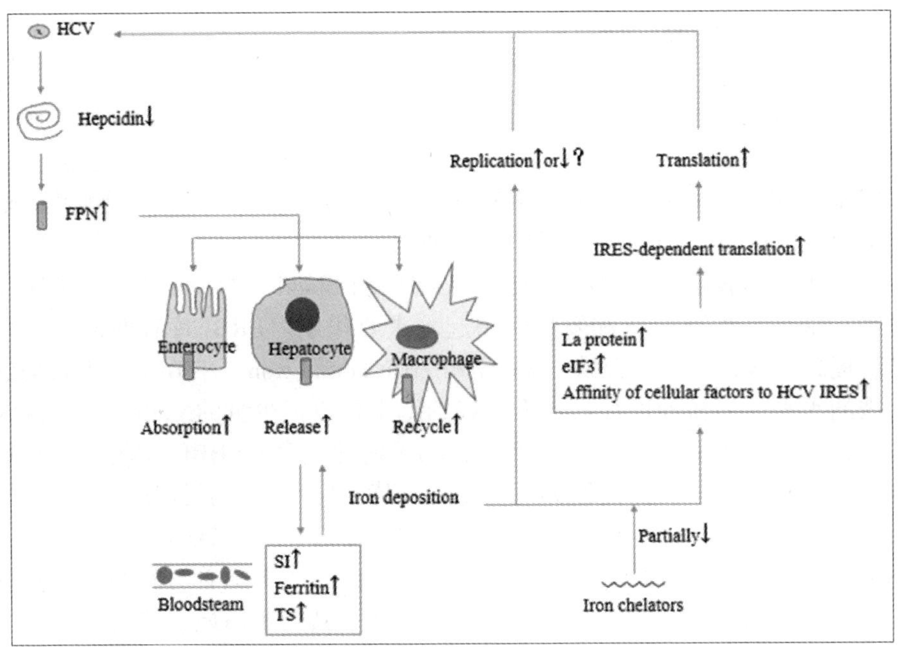

图2-3-2　丙型肝炎HCV感染和铁超载的关系（FPN：铁转运蛋白；SI：血清铁；TS：转铁蛋白饱和度；IRES：内部核糖体进入位点；eIF3：真核起始因子；↑：上调；↓：下调）

（引自Dong Mei Zou，Wan Ling Sun. Relationship between hepatitis C virus infection and iron overload. Chinese Medical Journal，2017，130（7）：867.）

HCV降低铁调素水平、提升FPN水平，导致小肠细胞吸收铁量增多，并引起肝细胞和巨噬细胞内铁沉积。虽然铁在HCV复制中的作用存在争议，但铁通过增加eIF3和La蛋白的表达在HCV病毒翻译过程中起到了极其重要的作用，并且铁还增加了细胞因子与HCV的IRES的亲和力。铁螯合剂可部分地阻断上述作用。

六、酒精性肝病

在酒精性肝病的发生发展中铁起着重要作用。对慢性酒精依赖个体的研究发现，其肝脏铁的平均浓度显著升高，并且在酒精性肝硬化患者中，肝脏铁的摄取率也有明显增加。实验证实，慢性酒精摄入可增加肝细胞和Kupffer细胞中铁含量，肝细胞损伤程度与铁增加程度有关。

饮食中的铁剂作为元素和血红素铁被肠道吸收，铁剂缺乏可引起二价金属转运蛋白I在细胞顶部的大量表达，从而加速十二指肠黏膜细胞铁剂吸收。铁剂通过铁转出蛋白和跨膜的铜依赖性亚铁氧化酶称为膜铁转出蛋白（Hephaestin）转运入血液并与血浆蛋白、转铁蛋白连接进一步转运到各器官的细胞中。通过转铁蛋白受体进入细胞后，过量的铁剂与铁蛋白结合而储存，通过增加转铁蛋白的受体合成和降低铁蛋白合成细胞维持合适的铁浓度而保持细胞新陈代谢。哺乳动物细胞包含2种胞质铁感受蛋白，即同源蛋白IRP1和IRP2，具有抑制铁蛋白合成的功能。当IRPs连接转铁蛋白mRNA的IPE时，它们阻止它的降解。因此，连接IRPs到铁蛋白和转铁蛋白受体的IREs上，能提高细胞浆游离铁浓度。当大量酒精被CYP2E1代谢，过量的超氧自由基被释放，这些自由基可以激活IRP-I连接到IRE，引起铁蛋白合成抑制而转铁蛋白受体合成增加。在细胞浆中，过量游离铁可催化高反应性羟自由基产生，而引起组织损伤。

第三章　铁超载的发病机制

铁元素是DNA合成、呼吸作用和关键新陈代谢反应的基本元素。在过去的十年间，由于许多新的能够调节铁运输以及铁代谢的蛋白质的发现，人们对铁平衡的这一简单的机制有了全新的认识。

第一节　铁代谢相关分子及其生理功能

铁元素在细胞内的水平必须达到精妙的平衡，因为铁负载会通过芬顿反应对自由基造成破坏。当过量的铁与氧气发生反应产生羟基自由基时，就会发生芬顿反应。为了实现适当的细胞铁水平，并避免铁负载的出现，人体逐渐形成了铁运输、存储和调节蛋白。

人们对铁代谢的理解构建在十二指肠吸收的基础之上，十二指肠通过血浆铁运输蛋白——转铁蛋白（transferrin，Tf）输送到各个组织。转铁蛋白依附在细胞膜上，转铁蛋白受体-1（transferrin receptor-1，TfR1）通过受体介导的胞吞实现内在化。之后铁参与细胞各个过程，过量的铁存储在蛋白质铁蛋白中。在该模型中，细胞铁含量由铁调控蛋白（iron regulatory protein，IRP）-1和IRP-2通过后转录控制。当细胞缺铁时，IRP-1和IRP-2就会依附在分子mRNA转录的3'-或5'-非编码区铁响应要素上，如TfR1或铁蛋白，并分别通过降解作用或抑制转入使其稳定化。该过程导致细胞通过TfR1摄入的铁升高，并降低了铁蛋白内存储的细胞内铁水平，实现细胞内铁水平的升高，并达到铁平衡。

膜铁转运蛋白1（ferroportin-1，FPN-1）、铁调素（hepcidin）、铁调素调节蛋白（hemojuvelin，HJV）、转铁蛋白受体-2（transferrin receptor-2，TfR2）和血色沉着病基因产物（hemochromatosis gene，HFE）使得人们对人体铁平衡的认识发生了重大转变。在铁平衡和疾病过程中，研究这些分子所起到的作用时发现，动物模型起到了关键作用（表3-1-1）。但是先前人们所认为的又属于铁运输的具有高亲和力的铁结合转铁蛋白同系物、乳铁蛋白（lactoferrin，Lf）和黑素转铁蛋白（melanotransferrin，MTf）的自相矛盾的观点似乎并没有十分重要的意义。

表3–1–1　铁代谢中的动物模型

Process	Gene	Animal odel	Phenotype in brief
Cellular iron transport，storage and regulation	ABC transporter G2	Abcg2–/–	Protoporphyrin IX accumulation
	Divalent metal transporter–1	Belgrade（b）rat，mk/mk and Slc11a2 –/–mice	Hypochromic microcytic anemia from impaired intestinal iron
	Duodenal Cytochrome b	Cybrd1–/–	No phenotype
	Ferritin H	Fth–/–	Embryonic lethality
	Ferroportin–1	Fpnnull/nul	Severe anemia from iron deficiency
		Fpnflox/flox	Embryonic lethality
	Frataxin	Frdadel4–/del4–	Embryonic lethality
		MCK	Fatigue，weight loss，hypertrophic cardiomyopathy，mitochondrialiron loading，death at 10 weeks
		NSE	Low birth weight，neurological deficits，ataxia，death at 3 weeks
	Hephaestin	sla	Hypochromic microcytic anemia from lack of intestinal iron efflux
	Iron regulatory protein–1	RP1–/–	Misregulation of iron metabolism in kidney and brown adipose
	Iron regulatory protein–2	RP2–/–	Misregulation of iron metabolism in all tissues
	Sec15l1	hbd	Altered Tf cycling results in iron deficiency

续表

Process	Gene	Animal odel	Phenotype in brief
	Steap3	nm1054	Lack of endosomal ferrireductase activity results in iron deficiency
	Transferrin	hpx/hpx	Hypochromic microcytic anemia
	Transferrin receptor-1	TfR1-/-	Embryonic lethality
Iron home-ostasis	Beta2 microglobulin	Beta2m-/-	Iron overload
	Hemojuvelin	HJV-/-	Iron overload in liver, pancreas and heart but decreased iron in macrophages
		Hjv-/-	Iron overload
	Hepcidin	USF-/-	Iron overload
		TTR-HEPC1 transgenic	Severe hypochromic micro- cytic anemia
		Hepc1-/-	Iron overload
	HFE	HFE-/-	Iron overload
	Transferrin receptor-2	TfR2 knockout	Iron overload
Apoptosis, immunity and unknown	Lipocalin 24p3	Lcn2-/-	Increased bacteremia upon exposure to E. coli
	Lactoferrin	LfKO-/-	Very minimal phenotype
	Melanotransferrin	MTf-/-	Very minimal phenotype

注引自：Louise L. Dunn，et al. Iron uptake and metabolism in the new millennium. TRENDS in Cell Biology，2006，17（2）：95。

一、细胞铁代谢

细胞的铁代谢，包括细胞代谢过程内铁的摄入、调节和利用。在该部分中，首先介绍肠道内铁的饮食消化吸收，之后对组织的铁摄入进行阐述，如红细胞样细胞及其在线粒体内的利用。

（一）经饮食铁摄入的分子调节

在哺乳动物中，大部分铁存在于红细胞内的血红蛋白上。老化的红细胞会被巨噬细胞吞噬，从而实现细胞内铁的有效循环。但是，日常生活中的铁损耗必须通过饮食摄入，之后通过肠道细胞吸收［图3-1-1（a）］。铁主要以两种形式存在：Fe（Ⅲ）（三价铁）和Fe（Ⅱ）（二价铁）。在被人体吸收之前饮食中的三价铁必须在肠道细胞的表皮细胞上被还原为二价铁，在这一过程中，铁氧还原酶十二指肠细胞色素-b（duodenal cytochrome-b，Dcytb）起到了关键作用。但是小鼠中Dcytb的同系物Cybrdl会导致无任何缺铁表型，这表明在小鼠中，Dcytb并不是膳食铁吸收的必要条件，另一种起作用的铁氧化还原酶我们尚未发现。一旦铁处于亚铁状态，二价铁会通过二价金属离子转运体-1（divalent metaltransporter-1，DMT-1）运输到细胞内，这是一种依赖同向转运体，这种转运体也可运送质子。动物模型已经表明，尽管DMT-1对于母体将铁通过血浆运输至胎儿过程而言并不是必需的，但是这依旧需要膳食铁的肠道摄入。

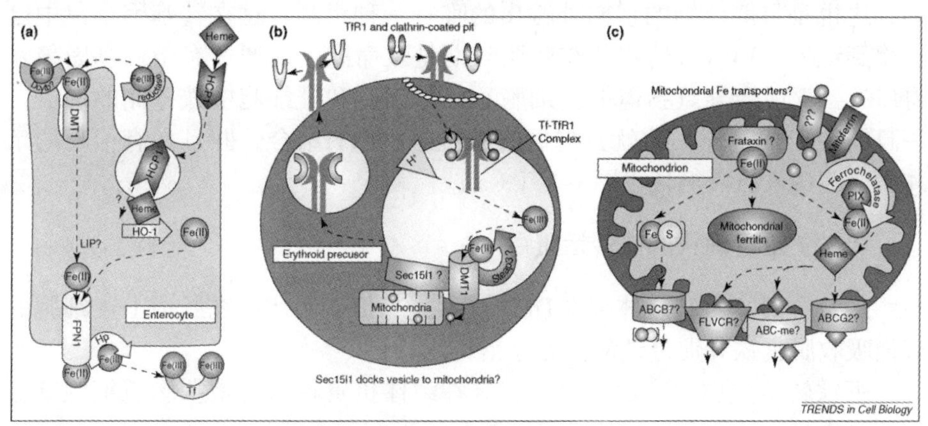

图3-1-1　细胞铁摄入与代谢

（引自Louise L. Dunn，et al. Iron uptake and metabolism in the new millennium. TRENDS in Cell Biology，2006，17（2）：96.）

膳食铁的另外一个来源是亚铁血红素，这种分子中含有一个能够绑定铁的原卟啉环。亚铁血红素能够使肉制品中的血红蛋白和肌红蛋白分解，目前认为，亚铁血红素是通过最近确认的受体亚铁血红素载体蛋白-1（heme carrier protein-1，HCP-1）摄入的。HCP-1在十二指肠内具有较高的表达水平［图3-1-1（a）］，由于亚铁血红素与细胞表面上的HCP-1结合，因此这种复合物是通过受体介导的内吞进入细胞内的。这表明，所产生的内吞小泡能够转移到细胞内质网上，铁元素在内质网上通过网状组织表面上存在的血红素氧合酶-1（heme oxygenase-1，HO-1）从亚铁血红素中释放。对这种受体的研究证实，亚铁血红素运输是通过铁存储内转录调节的，尽管确切的机制人们尚不完全清楚。事实上，在铁损耗期间，HCP-1会定位到顶端膜上，在富铁的小鼠中，这种蛋白质存在于内吞小泡内。

亚铁血红素释放的铁元素或通过DMT-1肠道上皮细胞吸收的铁元素，我们假定最终进入细胞内或进入“不稳定”铁池内。肠道细胞中铁池的分子特征人们依旧尚不清楚。但是其可能由低分子量的螯合物或结合并运输铁元素的伴侣蛋白质组成。尽管运输铁的蛋白质、细胞区室或机制尚不清楚，铁运输到基底外侧膜上，之后二价铁通过肠道上皮细胞的基底外侧膜，通过载体FPN-1运输到细胞间隙，并通过铁氧化酶辅助蛋白（Hp）被氧化。

FPN-1通过调节因素铁调素实现负向调节作用。铁调素与FPN-1结合实现FPN-1的内在化与降解。事实上，FPN-1对于细胞铁向外运输是非常关键的，这也是目前已知的铁向外输出的唯一一种机制，这在转基因小鼠中已经得到证实：FPN-1的删除在胚胎时期是致命的，而通过有条件基因敲除将FPN-1灭活会导致肠道上皮细胞、巨噬细胞和肝细胞中铁存储的增加。一旦铁位于细胞外，铁就会与血清铁转运蛋白Tf结合，并且具有很高的亲和力，并进入血液循环［图3-1-1（a）］。

（二）最近确认的铁转运蛋白

二价金属离子转运体-1（DMT-1）：二价铁转运体在肠道上皮细胞的表面吸收膳食铁并促进铁从内吞小泡排出。

膜铁转运蛋白-1（FPN-1）：这种载体负责将铁元素从肠道细胞基底外侧膜中排出，并促进铁从肝脏细胞和巨噬细胞中释放。

亚铁血红素载体蛋白-1（HCP-1）：这是一种能够促进膳食亚铁血红素与肠道细胞上表面结合并使其内化的一种亚铁血红素受体。

十二指肠细胞色素-b（Dcytb）：这是一种潜在的存在于肠道细胞上表面的铁氧化还原酶，能够将三价铁还原为可吸收的二价铁。

猫白血病C亚类病毒受体（FLVCR）：目前认为这种受体能够使正在发育的红细胞和其他细胞类型排出过量的亚铁血红素。

ABCG2：这是一种乳腺癌耐药性蛋白，这种蛋白能够通过原卟啉IX累积保护细胞不会受到缺氧的损害。

线粒体转铁蛋白（Mitoferrin）：这是一种线粒体铁转运体，能够将铁运输到线粒体内。

Sec15l1：这是一种哺乳动物泡外复合体中涉及的一种蛋白质，这种蛋白质会参与含有核内体与囊泡的转铁蛋白的循环。

前列腺-3，6-跨膜上皮细胞抗原（Steap3）：这是一种细胞核内体铁氧化还原酶，负责红细胞样细胞中依赖转铁蛋白的铁摄入。

ABC-红系线粒体（ABC-me）：这是一种红细胞样细胞中亚铁血红素生物合成所涉及的线粒体内膜转运体。

ABCB7：这是一种线粒体中[Fe-S]原子簇运输所必需的一种膜转运蛋白。

（三）转铁蛋白同系物

转铁蛋白（Tf）是血浆中主要的铁转运蛋白，Tf具有较高的亲和力，能够不可逆地与铁结合。乳铁蛋白（Lactoferrin，Lf）和黑素转铁蛋白（melanotransferrin，MTf）同系物与乳铁蛋白的序列类似度为37%到39%，并且存在二硫键和铁结合残留。Lf主要存在于母乳和其他身体排泄物当中，如铁蛋白在新生儿铁吸收过程和全身免疫中起着重要作用。Lf参与铁损耗途径和天然免疫体系的抗菌神经效应系统。与Tf不同，MTf主要通过糖基磷脂酰肌醇锚定点与细胞膜结合，在N-端上只有一个铁原子。

MTf的表达形式有别于铁代谢机制中涉及的其他分子，MTf在黑色素瘤细胞中具有较高的表达水平，而在唾液腺、胰腺、肾脏和睾丸中表达水平较低。MTf与铁的结合能力及其在黑色素瘤细胞中较高的表达水平表明，MTf能够协助肿瘤细胞提高其对铁的需求。研究人员也认为，MTf能够消化血脑屏障，从而促进铁的有效运输。但是，在体外黑色素瘤细胞中细胞对铁的摄入以及有机活体内大鼠和小鼠脑、肝脏和脾脏的检查表明，MTf在细胞铁的内化过程中没有起到任何显著作用。

最近，基因敲除小鼠中Lf和MTf的表型特征已经表明，乳铁蛋白同系物在细胞铁的内化过程中没有任何独特作用。由于目前没有任何有关乳铁蛋白基因敲除小鼠分子研究的文献发表，因此我们并不能排除其他分子（如Lf）在运输铁中存在冗余或补偿。此外，只有当动物暴露在适当的应激条件下，表型才会变得较为明显。但是，全基因组微阵列研究支持黑素转体蛋白基因敲除小鼠中与铁有关的表型，这表明与铁代谢有关的基因表达没有发生任何变化。

在MTf蛋白下调黑色素瘤细胞上进行的微芯片研究和其他研究表明，黑素转铁蛋白在细胞增生和迁移中起着重要作用。这些功能似乎与细胞铁代谢无任何关联，这表明，MTf并不能通过向细胞提供更多的铁提高细胞的增殖速率。细胞增殖和黑素瘤形成中MTf的作用得到了近代研究的进一步支持，这些研究表明黑素转铁蛋白不仅仅存在于这些过程中，并且还存在于血纤维蛋白溶酶原活化过程和血管生成中。在这些调查中，MTf切去顶端的可溶形式（sMTf）的添加能够调节血纤维蛋白溶酶原的活化，这反过来会影响细胞迁移和血管形成。但是，MTf切去顶端的可溶形式在生理学方面具有极低的浓度，我们还需对MTf的这两种形式进行深入研究。目前，我们所面临的挑战是测试这些假设的真实性，并阐明MTf的分子作用。但是尽管如此，在Lf和MTf中，基因敲除小鼠中显著表型的缺乏表明蛋白质机能不能在类似同系物结构相似的基础上进行假设。

二、细胞铁摄入、转铁蛋白循环和红细胞铁同化

红细胞前期细胞需要从乳铁蛋白中有效摄入铁元素，以合成血红蛋白，这一过程主要是通过铁吞噬红细胞作用循环实现的，一小部分是通过膳食铁的摄入获得。细胞铁的摄入通过如铁细胞受体介导的胞吞，通过TfR-1实现［图3-1-1（b）］。之后，铁元素通过DMT-1从内吞小泡中排出，并进入（想象中的）不稳定铁池。因此，在肠道细胞和红细胞前期细胞中，DMT-1都会通过细胞膜促进铁的转运。

尽管现有的文献已经对红系铁摄入进行了详尽的介绍，但是多年以来，该途径的某些方面细节依旧模糊。例如，铁与乳铁蛋白的结合以三价铁形式存在，但是DMT-1转运的是亚铁，这表明，铁氧还原酶一定存在于内吞小泡内。最近研究人员通过铁缺乏nm1054突变体小鼠模型的分子生物学特征确定了铁氧还原酶的这一特征，这是低色小红细胞性贫血的一个表征，由于铁摄入减少，血红蛋白的合成受到损害。利用这种突变体的定位克隆方法，最近报道的Steap3被确认为是一种核内体铁氧还原酶，这种酶可以将红细胞前期细胞核内体中的铁还原为二价铁，最后进行铁的有效利用。Steap3在红细胞样细胞中具有较高的表达水平，其能够定位含有Tf-TfR1的核内体。但是，其他的细胞类型则并不要求Steap3具有较高的铁摄入效率。除了Steap3与先前所讨论的铁氧还原酶Dcytb之外，还有其他几种铁氧还原酶体系参与铁代谢，但是这些铁氧还原酶目前尚无法确定。考虑为什么红细胞样细胞在三价铁进入细胞内之后会被还原是比较有趣的一件事情，该过程与肠道上皮细胞表面所发生的三价铁还原过程完全相反。这可能是由于肠道环境中不含有任何具有高亲和力的铁结合蛋白乳铁蛋白，而这种乳铁蛋白在血清中较为常见。事实上，乳铁蛋白的铁结合位

点的质子化作用以及三价铁被还原为二价铁的过程都需要铁透过内吞体细胞膜。

另一个低色小红细胞性贫血小鼠模型能够增强我们对乳铁蛋白循环的理解。在近期研究中，确认了红蛋白缺陷基因（Sec15l1）小鼠（hbd）中的突变，这些突变促进了小鼠的贫血性表型。与缺乏功能性核内体铁氧还原酶的nm1054小鼠相比，hbd小鼠的红细胞样细胞中似乎存在含有乳铁蛋白核内体的缺陷循环。Sec15l1基因产物是哺乳动物泡复合物的一部分，除了含有乳铁蛋白的核内体循环之外，我们假定内吞小泡能够进入线粒体，并能将铁元素直接运送到细胞器［图3-1-1（b）］。但是，hbd小鼠网织红细胞线粒体内是否缺乏铁依旧无法调查。铁元素的直接运送设想与网织红细胞研究是一致的，这表明，铁元素能够直接从蛋白质运送到蛋白质和/或从细胞区室运送到另一个细胞区室，并且不会在细胞溶质中释放不稳定铁池的低分子量复合物。尽管有研究质疑不稳定铁池在红系细胞中的重要性，但是我们并不能排除其他类型的细胞如肝细胞、肠道细胞和巨噬细胞中也存在这种细胞区室的可能性。

三、线粒体铁代谢

线粒体对于铁代谢而言至关重要，线粒体是亚铁血红素合成的唯一地点，也是铁硫（[Fe-S]）原子簇生物合成的主要地点［图3-1-1（c）］。在小鼠有核红细胞中，有人认为铁是通过近期所表征的铁转运蛋白铁蛋白转运到线粒体内的。小鼠铁蛋白是斑马鱼蛋白、酵母蛋白MRS3和MRS4的同系物。由于线粒体铁摄入缺陷，小鼠铁蛋白的突变以及斑马鱼蛋白的突变会引起亚铁血红素合成受到影响，而MRS3和MRS4的突变也会引起铁硫（[Fe-S]）原子簇生物合成和亚铁血红素生物合成受损。但是，由于这些铁蛋白同系物的突变并不会引起毒性表型，因此我们并不能排除其他未能确认的线粒体铁转运蛋白的存在。

一旦铁元素通过线粒体膜被转运，铁元素和参与多种不同的新陈代谢过程，尤其是亚铁血红素合成和铁硫（[Fe-S]）原子簇生物合成。合成的亚铁血红素转运到线粒体外并插入其他蛋白质中，如细胞色素。但是，亚铁血红素转运蛋白释放亚铁血红素的机制尚不完全清楚。研究人员已经确认有三种分子可能会参与线粒体亚铁血红素的转运，这三种分子分别是乳腺癌耐受蛋白（ABCG2）、ABC-线粒体红系（ABC-me）转运载体和猫白血病C亚类病毒受体（FLVCR）。ABCG2和ABC-me转运蛋白是膜转运蛋白ATP-结合盒超家族的一种，分别属于G亚科和B亚科，这两种转运蛋白对于亚铁血红素的运输非常重要。在小鼠中，ABCG2的烧蚀会造成亚铁血红素合成中间产物原卟啉IX（PIX）的累积，这明确表明了ABCG2在线粒体释放亚铁血红素中所起到的作用。ABC-me也能够将亚铁血红素和亚铁血红素中间产物运输穿过线粒体膜。猫白血病C亚类病毒受体（FLVCR）可以将红细胞前期细胞的变异体转化为菌落形成单位，这样通过将过量的亚铁血红素排除细胞的方式保护细胞不会受到亚铁血红素毒性的损害，否则会造成细胞氧化应激。但是，ABC-me和FLVCR在线粒体中精确的分子机制和在亚铁血红素运输中所起到的作用依旧有待确定。

先前，有研究人员假设内部线粒体蛋白共济蛋白能够调节线粒体铁利用，并能够充当亚铁血红素合成与[Fe-S]原子簇生物合成之间的新陈代谢转换［图3-1-1（c）］。在弗里德赖希共济失调疾病中，共济蛋白表达大幅下降，线粒体中会出现铁负载。但是，这种铁过量的分子形态人们还不清楚，但是，其可能是未结合的铁或者是存储在线粒体铁蛋白中或其他蛋白中。线粒体铁蛋白能够将铁存储在线粒体内，伴X染色体的铁粒幼红细胞性贫血患者中会出现其表达的升高。其他变异也会与线粒体中铁运载受损有关。例如，在伴X染色体的铁粒幼红细胞性贫血的共济失调患者中，膜载体ABCB7中的突变会造成[Fe-S]原子簇生物合成从线粒体到细胞质的转运受损。受这种影响，患者神经细胞中铁的累积会最终造成细胞恶化并死亡，并造成共济失调进一步发展。

第二节 铁平衡及铁与细胞凋亡

一、铁平衡的新认知

由于铁调素、激素和铁代谢负调节蛋白的识别，研究人员对铁平衡有了新的认识，这些蛋白质可以发生突变为血色沉着病、铁调素调节蛋白（HJV）、TfR2和HFE，并会影响铁调素的表达，从而直接调节铁代谢。随着对这些分子之间的内在关系的深入研究，研究人员已经对铁平衡有了新的认知，这进一步增强了研究人员对这些分子参与炎症反应、免疫调节、红细胞生成和组织缺氧的认识。这些新分子构成了控制铁平衡复杂的信息网络（图3-2-1）。

铁调素是一种抗生物肽，是先天性免疫的一种中介物，主要在肝脏中表达。研究人员偶然发现，USF基因敲除小鼠（USF基因位于铁调素的上游）是铁超载首次表现出铁调素对铁代谢具有重要意义的一种表型。相比之下，铁调素过表达的转基因小鼠则会发展为严重的贫血症。铁调素通过直接与FPN1作用，并在铁水平较高时实现FPN1的内在化和降解控制铁水平。因此这种机制能够阻止巨噬细胞、肝细胞和肠道细胞释放铁。

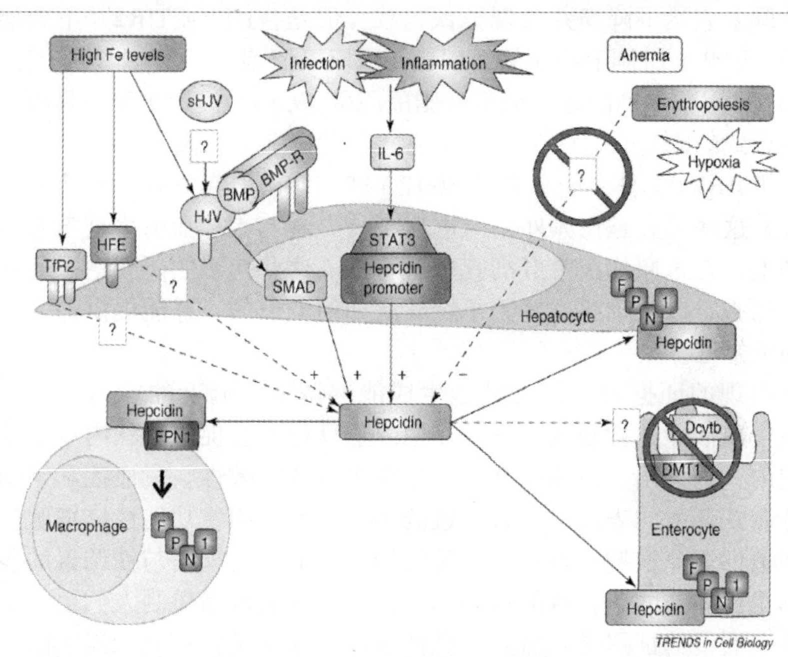

图3-2-1　铁平衡复杂的信息网络

（引自Louise L. Dunn，et al. Iron uptake and metabolism in the new millennium. TRENDS in Cell Biology，2006，17（2）：97.）

初步试验表明，十二指肠DMT1和Dcytb也能够通过铁调素实现负调节，尽管铁调素和这些转运蛋白之间是否存在直接或间接的相互作用人们尚不得而知。因此，通过上游调节实现的铁调素适当的调节是至关重要的，因为超表达会引起缺铁性贫血，而下调会引起铁过载。

铁调素的表达在一定程度上是通过HJV、TfR2和HFE调节的。在细胞表面上与HFE相互作用的这些分子和p2–微球蛋白当中，突变会引起血色沉着病表型，铁调素表达也会下降或对膳食铁载荷反应迟钝。此外，这表明，铁调素的表达间接通过这四种蛋白质，通过铁水平调节的，尽管我们对这一过程实现的理解还仅仅停留在初步探索阶段。

已经有研究人员提出，作为骨形态形成蛋白（BMP）共受体家族的一种，HJV使用BMP信令途径上调铁调素表达（图3-2-1）。正如在小鼠实验中所调查的，HJV充当的是一种与细胞表面上BMP配体（如BMP2）和BMP-1或BMP-2受体结合的共受体。这种复合物（HJV-BMP2-BMP-受体）能够引起细胞内BMP信号级联放大。这反过来会激活SMAD4信号转导，并直接增强铁调素的基因表达。的确，SMAD4中肝细胞存在缺陷的小鼠的铁调素表达下降，并表现为铁超载。但是，HFE或TfR2并不会使用这种途径，这些上游调节物质的作用机制依旧不清楚。

HJV是一种典型的通过糖基磷脂酰肌醇（GPI）锚定实现的膜约束，尽管可溶形式的HJV（sHJV）的确存在。假设在细胞表面上，sHJV会与膜结合HJV竞争BMP受体结合，并造成sHJV抑制能够引起铁调素表达的信号级联放大。这些研究是在体外使用重组sHJV，在与人体血清生理学方面类似的水平上，在人原代正常肝细胞中进行的。这些初步的研究结果还需要进一步的调查，以便理解这些分子之间是如何调节的，并能提供许多铁超载疾病的重要见解。

新出现的证据表明，红细胞生成能够调节铁调素的表达，这会增加红细胞生成活性并抑制铁调素的作用。这反过来会促进网状内皮系统和肠道细胞内铁的排出，提高了红细胞生成中铁的有效性。贫血症和组织缺氧也会抑制铁调素的表达，尽管最近的实验已经表明，功能性红细胞生成需要这些条件调节铁调素表达，但是红细胞生成活性如何与铁调素的表达有关尚不得而知。的确，铁的状态和身体的需求的沟通机制人们也不清楚。支持这一假设的证据是，血浆中乳铁蛋白的水平是铁存储和需求的一个标志，尽管他们如何调节铁调素表达的精确机制人们尚不清楚。

正如先前所提及的，铁调素表达不当会引起与恶性肿瘤、感染和炎症反应有关的慢性病贫血。关于炎症反应和感染、细胞激素，尤其是白介素（IL）-6，能够引起铁调素在巨噬细胞和中性粒白细胞中的表达，以一种类似于toll样受体4路径的方式对炎症反应和感染做出应答。这种炎症反应会绕开已知的铁调素上调调节因子，并忽略铁敏感路径，直接增强铁调素的表达，并降低了该过程的生物利用度。最近开展的一份研究提出了这样一个模型，IL6会引起信号传感器和转录激活因子-3（STAT3）分子的表达，表达的转录激活因子-3分子反过来会与铁调素启动子结合。因此，铁调素的多因子调节及其下游效应会彻底更新我们对铁代谢和铁平衡的理解。

二、铁在细胞凋亡中的新作用

铁代谢的这种误调会对细胞产生灾难性的影响。近期有关脂质运载蛋白的研究表明了其结合特征能够调节细胞凋亡。脂质运载蛋白是嗜中性粒的一部分，其参与内部免疫系统的铁损耗策略，并限制细菌的滋生。小鼠脂质运载蛋白24p3能够引起白细胞的细胞凋亡，并且也能结合到细菌铁载体上。事实上，相较于其野生型而言，小鼠中24p3的不足更容易发展为败血症（血流中存在细菌）（表3-1-1）。

最近，研究人员报道了能够内在化24p3的一种受体，即24p3R，这种受体能够通过铁隔离形成一种细胞凋亡模式。在这种模式中，我们假设24p3的apo内在化形式（这种形式不含有铁）能够使铁排出细胞。通过这种方式，当铁通过受体24p3R进入细胞时，apo-24p3可能会隔离细胞内的铁，并在细胞中出现铁时将铁清除。这种细胞铁来源到目前为止尚没有在哺乳动物含铁细胞中得到确认。这种铁的净损失能够通过促进凋亡的Bim信令途径导致细胞凋亡。与之相反，含铁细胞中的铁与24p3的结合能够防止细胞凋亡。但不幸的是，使用24p3负载和细菌含铁细胞的研究及其生理相关性的研究依旧受到人们的质疑。但是，24p3在与细菌铁载体结合之后充当清除机制，之后通过免疫效应细胞表达24p3R实现内在化是完全有可能的。此外，人类同源NGAL的研究给出了矛盾的结果，即蛋白质不会参与骨髓细胞的凋亡。尽管24p3的内在化及其受体能够代表一种新型的调节免疫细胞生存的铁摄入路径或信令机制，但其生理意义依旧存在严重的问题。

三、悬而未决的问题

在肠道细胞的表面上，铁吸收中所涉及的铁氧还原酶具有哪些特征？

细胞内不稳定铁池具有哪些分子结构特征？铁是以低分子量复合物形式存在于细胞质基质中，还是与蛋白质伴侣结合的形式存在并转运到基底外侧膜或肠道细胞的其他细胞器中？

细胞内不稳定铁池是必需的吗？铁能否通过细胞器相互作用在蛋白质之间循环如与线粒体与核内体的作用？

Sec15l1蛋白能够从核内体转运到线粒体并将铁直接运送到该细胞器内？线粒体铁输入载体是什么？

共济蛋白的作用机制是什么？线粒体铁运载体ABCB7/ABC-m和FLVCR的作用是什么？ABCG2在铁代谢中起到了什么作用？

弗里德希氏共济失调中，线粒体内的铁是以何种形式累积的？

在正常的生理机能与疾病状态下，血色沉着病蛋白HFE、HJV和TfR2与铁调素之间精确的信令路径和反馈路径是什么？BMP信令的意义何在？

通过红细胞生成、贫血症和组织缺氧调节的帖菌素表达信号是什么？

假定的细胞内哺乳动物含铁细胞与24p3作用引起细胞凋亡的特征是什么？

黑色素肿瘤形成中乳铁细胞同系物MTf的分子作用机制是什么？

我们如何进一步拓展现有的铁代谢相关的知识，以探索铁超载紊乱和其他疾病的治疗方案？

第四章　铁超载与各系统疾病

近年来，随着人类生活水平的提高和医疗条件的改善，各种生理性、病理性因素以及外源性铁剂的应用引发的铁超载相关疾病日益增多。很多学者相继报道多种急慢性疾病的发生和进展都与体内铁超载密切相关。铁超载已经成为引发诸多健康问题的危险因素。与铁超载相关的疾病广泛涉及心血管系统、呼吸系统、消化系统、泌尿系统、神经系统、血液系统、内分泌系统以及炎症和肿瘤等诸多方面。

第一节　铁超载与心血管系统疾病

一、铁超载与动脉粥样硬化

动脉粥样硬化是心血管系统的临床常见疾病，严重威胁着人类的健康，是导致人类死亡的最重要原因之一。流行病学调查显示，我国动脉粥样硬化的发病率呈逐年上升趋势。然而动脉粥样硬化的病理机理尚不十分清楚。目前研究认为高脂血症是动脉粥样硬化形成的主要原因，脂类物质进入血管内皮下层后，巨噬细胞吞噬脂质形成泡沫细胞，随后泡沫细胞坏死崩解，形成典型的粥样斑块。

1981年，“铁超载假说”由Sullivan提出，假说指出月经期的铁周期性丢失，降低了女性冠心病的发生率，这对女性心血管具有重要的保护作用。该假说明确指出铁超载与心血管系统疾病的相关性。流行病学调查显示，铁是动脉粥样硬化疾病发展的重要危险因素之一。研究证实，在动脉粥样硬化形成的过程中，血管内皮细胞、巨噬细胞以及血管平滑肌细胞内均可见到明显的铁沉积。此外，粥样斑块中还出现了氧化还原型铁及重链和轻链蛋白的高水平表达，这些证据间接证明铁超载与动脉粥样硬化的形成有关。铁超载可能通过氧化应激、影响脂类物质代谢以及脂质过氧化导致动脉粥样硬化的发生。

（一）铁超载与氧化应激损伤

机体受到各种有害因素刺激后，机体内氧自由基的产生与清除的平衡被打破，细胞内活性氧（ROS）的生成速度较清除速度快，导致ROS在体内蓄积并进一步引发组织和细胞损伤，此过程被称为氧化应激损伤。氧化应激通过干扰核酸、蛋白和脂质的代谢，引发细胞功能紊乱，并导致疾病的发生。

氧化应激损伤是动脉粥样硬化形成的重要危险因素之一。铁是一种重要的催化剂，其通过催化Haber—Weiss反应促进机体内大量氧自由基的产生。人类动脉粥样硬化的斑块中存在着氧化还原型铁，当铁超载出现时，通过氧化还原反应促进氧自由基生成，并进一步导致心肌细胞的脂质过氧化，并最终诱导动脉粥样硬化的发生。也有研究证实，铁还可以通过与血小板的相互作用，促进血小板的活化、聚集，此过程中也伴有氧自由基的产生。

（二）铁超载与脂质代谢异常

铁超载对肝细胞和胰岛细胞产生氧化应激损伤，进而导致胰岛素抵抗。胰岛素抵抗发生后，由于胰岛素的抗脂解作用减弱，使血中游离脂肪酸（FFA）水平升高，随之肝脏FFA水平亦升高。调控甘油三酯（TG）合成的限速酶——肝脏脂酰辅酶A活性增强，导致TG增加。

高脂血症是动脉粥样硬化重要原因，脂类物质代谢异常可以促进动脉粥样硬化的发生。有研究表明，铁超载可能通过调节脂类物质代谢过程中关键酶的活性来调节血液中甘油三酯和胆固醇水平。还有研究证实，铁与粥样斑块中胆固醇的蓄积有关。因此，铁超载很可能通过引发脂类物质代谢的紊乱，引发动脉粥样硬化的发生。

（三）铁超载与脂质过氧化

巨噬细胞对维持机体内铁的平衡起到了重要作用，巨噬细胞可以通过吞噬红细胞的方式获得铁，其中一部分铁被转运出细胞，也有一部分贮存于巨噬细胞内。动脉粥样硬化的斑块内经常有大量巨噬细胞的聚集，这些巨噬细胞在动脉粥样硬化的形成过程中起到了重要的作用。动脉粥样硬化斑块内微血管破裂后红细胞的流出是铁的主要来源，斑块内的红细胞被巨噬细胞吞噬并降解形成血红蛋白及游离铁，导致巨噬细胞内铁量增多。铁超载在促进活性氧的产生过程中，导致脂质过氧化，可以促进低密度脂蛋白（LDL）转化为氧化型低密度脂蛋白（ox-LDL）。ox-LDL引发单核细胞与血管内皮细胞间的黏附，随后因趋化因子的作用，单核细胞通过内皮细胞之间的间隙进入内皮下层，接着在细胞因子的作用下分化形成巨噬细胞，ox-LDL还可诱导巨噬细胞表达清道夫受体，通过该受体，巨噬细胞吞噬脂类物质并转化为动脉粥样硬化中典型的泡沫细胞，形成脂斑脂纹，导致动脉粥样硬化的形成。

铁调素是一种负性铁调节激素，由肝脏产生。其配体FPN1位于巨噬细胞膜上，是唯一的铁输出蛋白。动物实验研究结果证实，动脉粥样斑块内，主要表达于巨噬细胞和平滑肌细胞的铁调素水平明显增高，铁调素表达升高后，与巨噬细胞膜上的配体FPN1结合，使巨噬细胞内的铁无法流出，导致细胞内铁的蓄积，进一步引发脂质过氧化以及泡沫细胞的形成，最终导致动脉粥样硬化的形成。可见，铁调素在动脉粥样硬化的形成过程中也扮演着重要的角色。

二、铁超载与冠心病

心脏的动脉粥样硬化性可引发冠状动脉粥样硬化性心脏病。临床研究表明，男性患者冠状动脉钙化积分与机体内铁蛋白的浓度增高呈现正相关；铁超载可以促进急性心肌梗死的发生；急性冠状动脉综合征患者的死亡率增高与血清中游离铁增多有关。

铁超载引发冠心病的机制除了游离铁促进自由基产生以及脂质过氧化之外，有研究表明，铁超载可增加血管紧张素Ⅱ引发的大鼠心脏内膜增殖和纤维化。研究证实，Fe^{3+}可催化纤维蛋白原转化成为纤维蛋白多聚体，后者对蛋白水解酶有高度抗性。扫描电镜观察显示，生理情况下通过凝血酶途径生成的血栓容易被糜蛋白酶水解，但是通过高铁催化纤维蛋白原生成的纤维蛋白则由于分子间疏水键的连接而不易被糜蛋白酶溶解，且表现为密集粗糙的沉着物。另一项研究还观察到，这种以密集粗糙的沉着物为特征的纤维蛋白可将红细胞截留于纤维蛋白网中，而这种现象在正常人血液中却观察不到。人们发现利用自由基清除剂可以改善高铁导致的异常纤维蛋白的形成。以上研究表明，铁超载与血栓性疾病有着密切的联系。

（一）铁超载与心肌细胞损伤

铁超载可通过对心肌细胞的氧化应激损伤、脂质过氧化以及诱导胰岛素抵抗等诸多方面导致心肌细胞的损伤，表现出对心脏的毒性作用。病因和发病机制详见“铁超载心肌病变”章。

（二）铁超载与其他相关心脏疾病

缺血再灌注损伤常发生于短暂缺血的组织，再灌注后将引起二次损伤并导致大量组织坏死。研究表明，在缺血再灌注动物模型中，动物心肌细胞铁含量明显高于假手术组，表明铁对缺血再灌注损伤有一定的影响。

原发性血色病可以导致铁在心外膜、心室壁和其他组织沉积，而β地中海贫血等需要输血治疗的疾病均易导致铁超载。铁超载引发的心功能障碍和肺动脉高压是这类患者的主要死亡病因。

第二节　铁超载与呼吸、消化、泌尿系统疾病

一、铁超载与呼吸系统疾病

（一）铁超载与肺动脉高压

肺动脉高压（pulmonary arterial hypertension，PAH）是由肺部疾病、肺血管病变或胸廓病变等原因引起的以肺血管重塑、肺循环阻力持续增高为病变特点，最终导致右心衰竭甚至死亡的一类病理生理过程。PAH的发病机制尚不十分明确，有研究表明铁超载在PAH的发病过程中起到了重要的作用，在特发性肺动脉高压（idiopathic pulmonary arterial hypertension，IPAH）的人群中普遍存在铁代谢紊乱的现象。

肺血管重塑是PAH的病变特征，主要表现为肺血管内皮细胞功能紊乱，中膜平滑肌增生，细胞外基质沉积，最终血管管壁变厚，管腔狭窄，肺血管阻力增高，引发肺动脉高压。研究证实，氧化应激在PAH血管重构的过程中发挥了重要作用。铁超载能够引起氧化应激，氧化应激通过抑制肺血管内皮一氧化氮合酶的活性，降低一氧化氮含量，并引起血管内皮细胞和平滑肌细胞的增殖，促进肺血管重塑，引发PAH的发生。另一方面，铁以与细胞膜上的铁转运蛋白结合的形式进入细胞内，接着被转运进入线粒体，通过Fenton反应和Harber-Weiss途径催化并形成大量ROS。蛋白质羰基化是细胞氧化应激损伤的重要标志，而此过程是铁依赖性的，这种现象存在于细胞增殖以及肺血管重塑过程中。由此看来，铁很可能在氧化应激促进PAH形成的过程中发挥着重要作用。

（二）铁代谢与肺损伤

铁参与机体的代谢并影响着机体正常生理功能。在呼吸系统，肺部感染、各种急性及慢性肺损伤、肺缺血再灌注损伤等多种疾病的发生也与铁稳态失衡有关。

线粒体是细胞内铁代谢和各种代谢反应的主要场所，吸收后的铁集中在线粒体内，受到铁代谢相关蛋白的严格调控。线粒体的铁硫簇蛋白是组成呼吸链膜蛋白复合物Ⅰ、Ⅱ、Ⅲ和Ⅳ的重要成分。铁超载可诱导线粒体内自由基的生成，造成脂质过氧化损伤，甚至导致细胞死亡。

B á VuongL ê 等发现，铁超载还可通过增加不同的炎症参数影响肺部炎症。因此，铁超载与细菌性肺炎的发生具有一定的相关性。在肺缺血再灌注损伤中，缺血引起的细胞损伤可以导致铁释放，增加的铁诱导氧化应激反应，自由基的生成以及脂质过氧化，并进一步导致细胞内的钙稳态失衡和一系列体液因子的释放，继而大量中性粒细胞浸润，引起一系列炎症反应。

二、铁超载与消化系统疾病——肝脏

铁调素是机体维持铁稳态的重要物质。肝脏既是分泌铁调素的主要器官，又是铁储存的主要部位。肝脏与铁的代谢关系密切，是铁超载患者最容易累及的器官之一。在肝脏铁超载实验模型中发现，铁离子可引起细胞膜结构发生氧化性损伤，导致线粒体、微粒体、溶酶体等多个细胞器的相关功能障碍。同时，铁还可诱导肝细胞发生脂质过氧化，不仅能够导致肝细胞损伤还可诱导其释放大量炎性因子，刺激肝星状细胞合成胶原纤维，最终导致肝纤维化。因此，肝铁超载可能导致多种肝脏疾病甚至可使已有的肝脏病变恶化。详见“铁超载肝脏病变”一章。

三、铁超载与泌尿系统疾病

肾脏是人体最重要的排泄器官，具有滤过和重吸收的功能，调节体内物质的平衡，同时，肾脏对铁的转运也具有重要的作用。肾小管可表达铁调素、膜转铁蛋白EPN1、转铁蛋白受体（TfR）和二价金属离子转运蛋白1（DMT1）等多种铁代谢相关蛋白。铁调素是重要的铁调节激素，主要由肝细胞产生和分泌，通过与转铁蛋白受体结合来稳定细胞内铁，调节铁代谢平衡。肾脏是另一个参与铁调素合成和清除的器官，近端小管上皮可以重吸收铁调素，铁调素基因突变可导致严重的铁超载。血清铁水平、炎症反应、促红细胞生成素、氧化应激和缺氧等多种因素均可调控铁调素的表达。例如，超氧自由基的生成可以抑制铁调素的产生，导致肠道摄取更多的铁。EPN1是铁调素的受体，降低EPN1的表达，可以抑制铁向细胞外释放。动物实验证实，EPN1在小鼠的肾小管中有所表达，可能参与肾小管将摄取的铁转运至血液的过程。TfR有TfR1和TfR2两种亚型，其中，TfR1在细胞摄取铁的过程中发挥着重要作用，具有与转铁蛋白结合的能力，可以将细胞外结合了铁的转铁蛋白转运至细胞内。机体主要通过调节细胞膜上TfR1的表达来调节铁的摄取。DMT1是另一个介导铁摄取的重要蛋白，在十二指肠和肾脏均有表达，在肠腔可以介导亚铁离子（Fe^{2+}）从肠腔转运进入肠上皮细胞内，在肾小管内对维持细胞内的铁平衡非常重要。

生理状态下，肾小管将肾小球滤出的铁重吸收后经多种途径将铁再输送回血液中供机体再循环利用。病理状态下，铁超载可直接引起肾损伤。大量铁吸收进入肾小管后，肾脏即暴露于毒性水平的游离铁和结合铁中，铁超载通过增强氧化应激反应，引发肾损伤。有研究发现，铁蛋白重链具有铁氧化酶活性，能够催化亚铁离子转化为三价铁，使铁以无害形式与铁蛋白相结合，从而减少游离铁介导的活性氧的产生。横纹肌溶解症导致的急性肾损伤小鼠模型中发现，敲除近端肾小管铁蛋白重链小鼠的肾脏损伤更为严重。此外，病理条件下的炎性反应和氧化应激可通过上调肾小管铁调素和DMT1等多种铁代谢相关蛋白的表达，加强肾小管对铁的重吸收。过量的铁储存在肾小管，导致肾损伤和细胞死亡。

第三节　铁超载与神经系统疾病

铁是哺乳动物进行新陈代谢不可缺少的元素，对维持大脑的正常生理功能起到了至关重要的作用。例如，铁参与髓磷脂和多种神经递质的合成，出生后脑内铁缺乏会引起神经递质合成障碍，进而导致语言、运动平衡能力发育迟缓。但是脑内铁超载也有严重的损害作用。神经退行性疾病是一种以神经元退行性变为主要特征的慢性进行性疾病，如阿尔茨海默病（Alzheimer disease，AD）、帕金森病（Parkinson disease，PD）和亨廷顿病（Huntington disease，HD）。近年来，越来越多的研究指出，在上述神经退行性疾病患者的某些脑区内，铁水平异常增高。

一、脑内铁的正常代谢

铁进入中枢神经系统（Central nervous System，CNS）必须首先穿过血脑屏障（Blood Brain Barrier，BBB）。BBB是3种不同类型的细胞相互协调构成的屏障系统，包括脑微血管内皮细胞（brain micro vascular endothelial cell，BMVEC）、星形胶质细胞和周细胞。其中，BMVEC和星形胶质细胞与脑内铁吸收密切相关。BMVEC的表面有转铁蛋白受体（transferrin receptor，TfR），有利于外周血循环中的铁经过典型的Tf-TfR途径跨越BMVEC进入脑内。此过程由结合、内吞、酸化和解离、移位以及细胞内转运等几个步骤组成。首先血清Tf转运铁到达BBB，之后与BBB内皮细胞膜上的TfR相结合形成内吞小体。由于胞内的酸性环境，Fe^{3+}从Fe^{3+}-Tf-TfR复合体中解离并还原成Fe^{2+}，随后，Fe^{2+}经二价金属转运体跨越内吞小体膜移位到达内皮细胞质内。铁可能以Fe^{2+}的形式在膜铁转运蛋白1和亚铁氧化酶的参与下转运出内皮细胞，进入脑组织。除了典型的Tf/TfR途径外，乳铁蛋白（lactoferrin，Lf）/乳铁蛋白受体（lactoferrin receptor，LfR）和糖基磷脂酰肌醇（GPI）锚型黑色素Tf/分泌型黑色素Tf（melanotransferrin，p97，MTf）在铁穿过BBB的过程中可能也起到了一定的作用。

脑组织的不同区域的铁含量有所差异，其中苍白球、壳核、尾核、小脑齿状核、红核以及黑质内的铁含量最高。储存在CNS中的铁既可以稳定铁蛋白，还可以产生多种活性物质，如神经黑色素和含铁血黄素。脑内铁含量随着年龄有所变化，出生时脑内铁浓度处于较低水平，在之后的第一个20年内铁含量迅速增加，此后缓慢上升。同时，铁储存的细胞也会发生改变。在发育过程中，铁和铁蛋白最初出现在小胶质细胞中，髓鞘出现时，它们在少突胶质细胞中储存以促进髓鞘的形成。此外，单核细胞和巨噬细胞内也含少量的铁。

二、脑内铁的异常代谢

适当浓度的铁对于大脑的正常发育非常重要。然而，随着人类衰老和疾病的出现，铁的正常代谢常被干扰而引发疾病。脑内铁的异常代谢主要包括铁含量降低和铁超载两种情况。有研究表明，产前和产后的铁缺乏均可导致患者神经功能发育障碍，包括学习和记忆的障碍。而脑内铁的运输和储存不平衡、神经血管机制、线粒体功能障碍以及髓鞘崩解和破损等均可导致脑内铁的异常沉积，引发超载。例如，血管周围的炎性反应可以引起红细胞外渗进入CNS；线粒体在正常代谢过程中产生的过氧化氢本身没有毒性，但研究显示，高浓度的Fe^{2+}可通过Fenton反应产生大量自由基，使神经细胞受到氧化损伤。髓鞘少突胶质细胞受损可引起细胞内含铁的蛋白质大量释放，导致铁在其他部位异常沉积。此外，衰老经常与脑内铁的沉积相伴随，最常见的脑内铁的沉积区域有黑质、壳核、苍白球、尾状核及皮质。这些区域铁的异常沉积与神经退行性疾病AD、PD和HD的发生密切相关。

三、铁超载与阿尔茨海默病

AD是老年痴呆的最常见类型。House等用磁共振成像（MRI）检测AD患者和健康对照者尸检脑组织标本中的铁浓度，研究发现AD组比健康对照组颞叶皮质的铁浓度明显升高。同时，AD患者脑的基底节区、壳核、尾状核、海马、齿状核等区域均存在铁的异常沉积，并且铁的沉积程度与反映患者认知功能损害程度的MMSE评分呈现负相关。还有学者研究发现，即使在AD的前期，患者的海马、皮层等脑区也已经检测到了铁的聚积。组织学研究显示，AD病人的海马及杏仁核中铁沉积明显，AD患者脑组织标本显示病人脑内单个铁蛋白分子所含铁离子较正常组织高。House等研究发现，AD患者的认知障碍程度和铁在顶叶皮层的聚积存在确切的联系，而且含铁分子聚积的区域通常也正是AD患者脑组织容易受损的区域。

以上研究表明，铁超载与AD有着密切的关系，关于其作用机制，目前尚无统一的揭示。有学者提出两个假说：①脑内铁代谢紊乱可能是神经退行性疾病神经元死亡的起始原因之一；②铁引起的氧化应激反应可能是神经退行性疾病发展的共同机制。脑内铁的稳态有着严格的调控机制，但是当铁浓度的增长速度超过了铁蛋白的结合能力时，便会有大量的游离铁在脑内沉积，导致神经元的损伤。游离铁的过量沉积可以通过与过氧化氢和超氧阴离子的相互作用，产生羟自由基等类型的活性氧，这些过量的自由基通过侵袭DNA、蛋白质和脂质，造成细胞和组织的氧化损伤，最终导致衰老和疾病的发生。体内外研究结果证实，游离铁增加会通过加剧脂质过氧化导致神经细胞的凋亡。因此，铁的异常沉积通过增加自由基的形成，加重了神经细胞的损伤。轻度认知障碍（MCI）是AD的临床前期，此阶段也已经被研究证实处于了高度的氧化应激状态。有研究显示，不仅过量的铁会通过Fenton效应，诱发氧化应激从而产生大量ROS，生理量的铁积聚随时间的推移也会诱导Fenton反应引发疾病。还有研究表明，在神经退行性疾病中，铁还可以氧化DNA的底物，过度金属的聚积不仅可以造成基因组的氧化损伤，还能阻止DNA的修复，这从另一方面加重了AD的发生与发展。

AD具有两个主要的病理学特征：一是淀粉样蛋白β（amyloidβ，Aβ）的聚集，它是神经元老年斑的主要组成成分；二是微管相关蛋白Tau

的过度磷酸化，它可以促进细胞内神经元纤维缠结体的形成。尸检发现，AD患者脑内神经元，老年斑和神经元纤维缠结中均有铁的沉积。最近的研究表明，仅用Aβ的聚集不能完全解释AD病理进展，AD的发展还可能与氧化应激、线粒体功能障碍、金属动态平衡失调以及胶质细胞受损等过程有关。一般认为，如果氧化还原状态的金属不存在，那么Aβ不具有神经毒性。因此，Aβ有关的氧化损伤与其和金属的高度亲和力有关。研究证实，Fe^{2+}可以促进Aβ的聚集、低聚反应以及淀粉样变。铁和Aβ形成的复合物不但具有细胞毒性，还可催化过氧化氢的形成以及加速氧化损伤。也有学者认为Aβ可作为一种还原剂将Fe^{3+}还原为Fe^{2+}，进一步促进氧化损伤，因此Aβ在细胞内聚集或寡聚化，即可产生细胞毒性。还有研究证实，Fe^{2+}介导的Aβ的细胞毒性可被铁螯合剂减弱，进一步证实了铁在Aβ的形成和毒性聚集中的作用。Rottkamp等发现经脱铁氨预处理可以显著降低Aβ导致的细胞毒性，证实Fe^{3+}参与了Aβ所致的细胞毒性。Monji等使用电子自旋共振谱技术证实，铁促进了Aβ的生成和聚集。淀粉样前体蛋白（amyloid precursor protein，APP）是一种跨膜蛋白，参与了突触的形成、神经可塑性和铁离子的运输，APP还可通过淀粉样途径形成Aβ。研究证实，细胞内铁可以调节APP的翻译，铁浓度的增加可提高神经元内铁蛋白的数量，进一步刺激Aβ的产生。神经元纤维缠结体的形成是由于神经元内tau蛋白的过度磷酸化导致的，在AD患者神经元纤维缠结体富集区域的脑神经元内发现了大量铁沉积，除了促进Aβ的聚集外，Fe^{3+}还可以和过度磷酸化的tau蛋白相结合，促进tau蛋白聚集形成神经元纤维缠结体和AD。Tau蛋白的缠结和异常淀粉样变可引起突触丢失和氧化应激。有研究认为，在神经纤维缠结处，Tau蛋白的沉积还和血红素氧合酶1（hemeoxygenase1，HO-1）的表达增加有关。HO-1具有潜在的抗氧化作用，但是过多的HO-1可促进Fe^{2+}释放，通过自由基的形成引发氧化应激，最终导致神经细胞死亡。此外，自噬功能障碍也可以抑制具有神经毒性的铁离子通过溶酶体降解，从而加重其沉积。

四、铁超载与帕金森病

帕金森病是中老年人群中常见的神经退行性疾病，英国医生James Parkinson于1817年对其首次进行了描述。PD的主要临床表现包括运动迟缓、肌肉强直、静止性震颤和姿势步态的异常。PD的病理学改变有黑质致密部多巴胺能神经元的退变、纹状体多巴胺减少以及残存神经元中有路易氏小体（lewybody，LB）。有关本病的研究已有190多年的历史，但其确切的病因和发病机制至今尚未明确。80多年前，有学者发现了铁在PD患者黑质中沉积的现象，并且引起了广泛关注。目前，更多研究结果提示铁超载可能与PD的发生密切相关。Wieler等通过多梯度回波磁共振成像技术发现PD患者运动障碍越严重，黑质致密部位的铁含量越高；核磁共振成像显示，PD患者临床症状出现之前已经出现了的铁沉积；经颅超声发现脑黑质内铁升高的患者发生PD的风险提高了17倍；还有研究发现PD患者脑中的LB存在铁的沉积；对脑黑质铁沉积及相应神经元丢失的PD实验动物模型，采用铁螯合剂可以改善相关症状；通过基因学或药理学方法增加铁蛋白或铜蓝蛋白以增加铁的排出后也能减轻铁介导的毒性作用；对于PD小鼠，腹腔注射铁螯合剂VK-28或其衍生物M30，不仅能够减轻DA能神经元的退行性病变，还能恢复蛋白酶体的活性。

Wypijewska等发现与正常人群相比，PD患者的脑黑质中具有更高含量的不稳定铁（游离铁），这些不稳定铁可产生更强的活性氧。Li等通过蛋白酶体抑制剂诱导铁超载动物模型，再次证实铁相关的毒性损伤作用主要是由不稳定铁产生，而总的铁含量未发生明显改变，不稳定铁的增加可在PD小鼠的黑质中引起氧化应激。此外，PD患者脑中单胺氧化酶B（monoamineoxidase-B，MAO-B）含量升高。人体内的多巴胺（dopamine，DA）可以通过MAO-B催化以及自身的催化作用，引起DA含量下降的同时也会产生H_2O_2，而H_2O_2与升高的Fe^{2+}通过Fenton反应，产生更强的氧化应激损伤。还有研究发现，PD患者黑质中的谷胱甘肽含量明显下降，谷胱甘肽是一种内源性抗氧化剂，它的减少能够加重铁超载诱导的氧化损伤。既往研究发现，氧自由基可以选择性地损伤DNA的组成成分鸟嘌呤，使其发生羟基化。而铁超载引发的Fenton反应会产生大量的·OH，·OH可对嘌呤以及嘧啶碱基产生更为广泛的损伤。但也有学者认为，铁对DNA的损伤是通过影响DNA损伤的修复过程实现的。Li等在体外实验中，对碱基切除修复途径中的关键酶进行了检测，研究发现，铁可以抑制碱基切除修复活性，而铁在此浓度下并没有对培养基中的神经元的基因组造成直接损伤。进一步研究发现，致死剂量的氧化剂H_2O_2可以导致神经元基因组的损伤，而且过量铁可以显著延迟DNA的损伤修复。因此，在大脑中铁超载可以通过影响DNA的修复能力，间接影响基因组的完整性，以致产生不良后果。除此之外，铁诱导的氧化损伤还可导致蛋白质的变性及沉积、脂质的氧化损伤、碳水化合物以及细胞内其他结构的氧化。DA是黑质—纹状体中的一种重要的神经递质，它可以通过自氧化或MAO-B的催化产生H_2O_2。有研究表明，铁在有DA和H_2O_2存在的条件下，可诱发神经毒性的6-OHDA的产生，而6-OHDA会进一步产生细胞毒性醌。PD主要是由多巴胺能神经元变性引起的，以此可以解释铁能够特异性地损伤黑质和纹状体的原因。神经黑色素也可介导铁的氧化损伤。神经黑色素可以结合并存储铁，当铁在低浓度时，神经黑色素显示出对铁稳态的保护性作用。但是铁浓度过高，超过了其结合能力时，铁可以在低亲和力的位点上结合，在这些位点上，铁可有氧化还原性，产生细胞毒性的自由基，造成氧化损伤。血红素加氧酶-1是血红素分解代谢过程中的限速酶。研究显示，铁超载动物模型中可见HO-1的升高，同时PD患者也能检测到HO-1的上调。HO-1升高可损伤星形胶质细胞，表现为细胞质空泡形成，线粒体膜损伤以及线粒体通透性开放。上述改变可以促进非转铁蛋白铁在星形胶质细胞的线粒体中沉积。此种铁沉积可以显著增加周围神经元对氧化应激损伤的易感性。还有学者发现，HO-1的过表达也可引起铁的沉积。因此，铁超载与HO-1的升高可形成恶性循环链。然而，铁超载可导致HO-1下降的研究也有报道。因此，目前关于HO-1对神经细胞起到了保护性作用还是损伤性作用仍无定论。线粒体是真核生物铁消耗的主要场所。线粒体呼吸链依赖于含有铁的氧化还原系统，铁主要存在于含有铁硫簇的复合体Ⅰ-Ⅲ和含有血红素的细胞色素中。铁超载引起的氧化应激可以损伤线粒体内含有铁硫簇的蛋白。Mastroberardino等研究发现，铁硫簇蛋白损伤之后不能有效地结合铁，持续的氧化损伤会不断增加线粒体铁的内流，从而加重线粒体的铁超载。α-synuclein是一种神经蛋白，是PD患者典型的病理结构——路易小体的主要组成部分，也被认为是PD的发病因素之一。研究显示，路易小体中可见铁的沉积，提示铁与α-synuclein密切相关，很多学者认为铁超载诱导了α-synuclein的聚集。

五、铁超载与亨廷顿病

亨廷顿病是一种显性遗传性的进行性神经退行性疾病。基底节区是HD患者最易受累的结构，主要的病理改变包括渐进性神经元丢失、Htt包涵体的形成、炎性反应以及铁的异常沉积。HD内铁含量的增加可能与少突胶质细胞的作用有关，突变的Htt基因通过影响神经元轴突小泡的运输使未成熟的髓鞘溶解，促进与稳态有关的少突胶质细胞迅速增加以修复损伤。伴随着铁的异常沉积，储存在铁蛋白外的活性铁通过氧化应激反应而使细胞的完整性受到损伤。最近国外研究者通过加权成像技术研究发现，在HD症状的前期，尾状核、壳核和苍白球内就已经存在了铁沉积，同时伴有三个核团的体积减小。研究还发现，病程越长，CAG重复序列越多，铁水平越高，而核团的体积越小。因此，HD的进展和CAG重复序列的数量可能影响铁沉积以及这些核团的体积。但是铁沉积是引起HD的病因还是促进疾病的过程尚不明确。

六、铁超载与肝豆状核变性

肝豆状核变性（Hepatolenticular degeneration，HLD）是一种常染色体隐性遗传性疾病，又称为Wilson病（Wilson's disease），1911年首先由Wilson报道。HLD的发生与先天性铜代谢障碍有关，由于患者铜蓝蛋白合成障碍以及胆汁中铜的排泄受限，最终导致铜离子在各组织出现慢性沉积而引发肝脏、肾脏损害以及锥体外系症状。铜蓝蛋白还可以影响铁的代谢，它不仅能够促进铁从细胞内进入血液中，还可将二价铁氧化成三价铁。HLD患者由于铜蓝蛋白缺失而导致组织中Fe^{2+}的大量蓄积。铁的过度累积又可以通过诱导氧化应激反应形成大量的活性氧自由基，从而导致神经元受损或死亡。因此，HLD患者脑部铜、铁等金属离子的沉积会引起神经症状。有研究显示，在低铜蓝蛋白血症患者的肝脏、胰腺、中枢神经系统以及视网膜区域均可见大量铁蓄积，同时在新纹状体、齿状核和丘脑区域也见到了明显的神经细胞丢失现象。

七、铁超载与多发性硬化

多发性硬化（multiple sclerosis，MS）是一种以不明原因的自身免疫、中枢神经系统脱髓鞘为病变特点的自身免疫性疾病。MS是中枢神经系统脱髓鞘疾病中最为常见和最主要的疾病，已有100余年的研究历史，因其有较高的发病率、慢性病程以及青壮年易患而备受关注。其临床特征为发作性的脑、脊髓和视神经的病灶性障碍。中枢神经系统散在分布的多数病灶、症状和体征的空间多发性以及病程的时间多发性是MS的主要临床特点。MS的病理变化主要表现为炎性反应以及血管周围髓鞘崩解，后期则以胶质增生和瘢痕形成为主。研究显示，MS患者的脑内小胶质细胞和巨噬细胞中有过量铁沉积现象。Stankiewicz等研究发现，MS患者脑内铁的沉积在疾病早期即可发生，而且随着疾病的进展有所增加。在MS斑块周围的神经元和少突胶质细胞内均有铁的异常沉积。过量的铁会通过产生自由基，引发脂质过氧化，最终导致神经元功能障碍，甚至死亡。Zamboni等指出，慢性脑脊髓静脉供血不足，血管壁通透性增高，含铁的血液物质漏出以及炎细胞聚集，继发髓鞘脱失引起的铁沉积可能是MS炎性脱髓鞘改变的基础。Pawate等也指出阻止炎症反应的发生可以减少脑内铁的沉积。

八、铁超载与肌萎缩侧索硬化

肌萎缩侧索硬化（amyotrophic lateral sclerosis，ALS）俗称“渐冻人症”，是运动神经元病的一种。ALS是累及上运动神经元（大脑、脑干、脊髓），或下运动神经元（颅神经核、脊髓前角细胞）及其支配的躯干、四肢和头面部肌肉的一种慢性进行性变性疾病。上、下运动神经元合并受损的混合性瘫痪是其主要临床表现。多于30～50岁发病，目前尚无有效的治疗手段，患者多因呼吸衰竭或肺部感染死亡。ALS发病机制尚不明确，除了铜锌超氧化歧化酶基因突变学说、兴奋性氨基酸毒性学说、自身免疫学说和神经营养因子学说外，铁超载在ALS发病中的作用受到越来越多的关注。有研究显示，铁稳态的改变在ALS发病过程中发挥了重要的作用。有关G93A-ALS小鼠的实验数据显示，G93A-SOD1细胞的含铁水平较高，而且TfR表达增加与铁的增加同时出现在脊髓。有学者认为，超氧化物歧化酶1（SOD1）基因的突变可以导致氧化应激，而铁超载被认为参与了氧化应激和神经元的死亡。HFE基因突变是很多神经退行性疾病的危险因素，HFE基因突变可以引起细胞内铁的失衡，这也可能在ALS的发病中起到了一定作用。

九、铁超载与迟发性运动障碍

迟发性运动障碍（tardive dyskinesia，TD）又称迟发性多动症或持续性运动障碍，Crane于1968年首先提出，由长期服用较大剂量抗精神病药引起，临床表现为舌、唇、口和躯干的刻板重复的不自主运动或舞蹈性手足徐动症样运动。其中以口周运动障碍最为常见，包括转舌伸舌运动、颌部咀嚼运动和噘嘴等。TD是抗精神病药物治疗后引起的最为严重和棘手的锥体外系反应，各种抗精神病药均可引起，尤其以氟奋乃静、三氟拉嗪和氟哌啶醇等含氟元素的抗精神病药物更为常见。研究显示，TD的发生与抗精神病药物引发的铁超载密切相关。

Demasi等将离体的皮质和纹状体神经元突触小体与氯丙嗪、甲硫哒嗪、氟奋乃静、氟哌定醇等多种典型、非典型抗精神病药共孵育，将^{55}Fe标记的柠檬酸和Tf作为载体，观察抗精神病药物对神经元铁吸收的影响。研究显示，氯丙嗪、甲硫哒嗪能够促进皮质的突触小体对柠檬酸和Tf所载^{55}Fe的吸收，氟奋乃静能够促进对柠檬酸所载^{55}Fe的吸收。Penatti等还对抗精神病药物影响神经元铁摄取的机制进行了深入研究，证实氯丙嗪等药物对神经元铁摄取的影响与其重要的药理特性——调控钙调蛋白的作用有关。动物实验也得到了相似的结论，Ben-Shachar等对SD大鼠分别进行了连续3周的氯丙嗪、氟哌啶醇、氯氮平的腹腔注射，之后通过颈动脉注射$^{59}FeCl_3$和^{14}C菊糖，$^{59}FeCl_3$用于测定脑内铁的吸收与分布，^{14}C菊糖用于检测BBB的完整性。最终结果显示，氯丙嗪、氟哌啶醇所致外周血循环中游离铁的增加以及BBB完整性的下降导致脑内铁超载，并进一步通过氧化应激损伤神经元，参与了TD的发生。

由于方法学的限制，临床上尚不能直接测定脑铁浓度。血清铁的代谢指标与基底节的铁浓度相关，可以间接反映脑铁的状况。Wirshing等以30例暴露于典型抗精神病药氟奋乃静至少3年的男性精神分裂症患者为研究对象，检测其血清铁、Fn和总铁结合力（TIBC）。以异常不自主运动量表AIMS评定TD的严重程度。结果显示，血清Fn的水平与AIMS评分呈正相关。以AIMS≥5分为界，将患者分为两组：TD组和非TD组，测定其血清铁指数，结果显示其中TD组的血清Fn明显高于非TD组。因此，血清Fn水平可能是抗精神病药物使用者发生TD的特异性标志或危险因素。然而，Chong等在相对大样本（86例TD+108例非TD）的临床观察中发现，TD与非TD患者血清铁指数并无明显差异，认为血清铁指数不能反映脑铁的状况，抗精神病药物可能在不改变血清铁指数的情况下动员外周储存的铁进入脑。

铁沉积可造成局部磁场不均，在高场强MRI下可以表现为T2加权信号减弱。Elksahef等对21例（10例TD，11例为非TD）长期稳定服用典型抗精神病药的慢性精神分裂症患者进行了头颅MRI扫描，用T2加权信号密度来量化局部铁含量。结果显示，两组患者在苍白球、豆状核、尾状核和黑质的T2加权信号密度无显著差异，由此可见，TD可能与基底节区铁的沉积无关。与T2加权的信号密度相比，T2弛豫时间与局部Fn浓度相关，能有效反应局部脑组织的铁含量。Bartzokis等对14例（9例TD，5例非TD）男性精神分裂症患者进行基底节区T2弛豫比较。结果显示，TD组的左尾状核以及左右苍白球的T2弛豫均显著低于非TD组。提示T2弛豫缩短不仅可以反映基底节铁含量的增加，还可能在预测TD发生的危险性中具有一定价值。

十、铁超载与弗里德赖希共济失调

弗里德赖希共济失调（FRDA）是常染色体隐性遗传共济失调性疾病之一，其发病特征包含部分小脑神经元的退行性病变。一般认为，FRDA的发生与线粒体FXN基因缺陷有关，FXN基因编码的特殊蛋白frataxin具有促进铁硫簇合成的功能。FRDA患者FXN基因缺陷的后果是脑线粒体frataxin蛋白合成异常，引起含铁硫簇的物质（线粒体复合体Ⅰ、Ⅱ、Ⅲ和顺乌头酸酶）活性严重降低，ATP生成减少，最终导致线粒体中铁超载以及氧化应激反应的发生，此后果又会进一步降低线粒体复合体以及顺乌头酸酶的活性，如此形成恶性循环。

第四节　铁超载与血液系统疾病

一、铁超载与遗传性血色病

血色病又称为遗传性血色病（Hereditary Hemochromatosis，HH），是一种西方常见的遗传性铁超载性疾病。西方国家研究血色病的历史长达150年。1865年，法国医生Trousseau在尸检时发现，患者“面容呈青铜色，肝脏呈灰黄色，颗粒状，质地致密”。之后其他的法国医生陆续将该综合征报道为“青铜色糖尿病、色素性肝硬变”。1889年，Von Recklinghausen提出该病是机体内铁蓄积的结果并首次用“血色病”来命名该病。1935年，Joseph Sheldon发现该病很可能是由遗传性代谢缺陷导致的，故将其命名为“遗传性血色病”，此名称一直沿用至今。

20世纪70～80年代，Simon等研究发现该病呈常染色体隐性遗传方式，而且与MHCI类分子HLA-A3在六号染色体短臂上的基因有着一定联系。第一个明确的血色病相关基因是HFE（HLA-linked hemochromatosis gene），位于6p染色体上，编码343个氨基酸的蛋白质。HFE基因的突变类型有两个，分别为C282Y和H63D。此种基因的突变可以导致大量铁离子在肝、心、胰腺等脏器逐渐沉积，造成组织纤维化和结构改变，最终引起器官功能障碍和衰竭。近年来，很多学者研究发现TfR2、HJV、FPN及HAMP等基因的突变也可以导致血色病，这些血色病被称为非HFE相关血色病（nonHFE-HH）。根据基因HFE、TfR2、HJV、FPN及HAMP的突变情况，OMIM数据库将遗传性血色病分为4个类型。其中，1型又称为HFE相关血色病（HFE-HH），2、3、4型统称为非HFE相关血色病（nonHFE-HH）。

（一）遗传性血色病的发病机制

正常成年人所需的铁多来源于巨噬细胞吞噬受损、衰老的红细胞后血红蛋白释放出的铁，其次来源于肠道吸收的食物中的铁。食物中的铁多以Fe^{3+}形式存在，经小肠上的铁还原酶转化成为Fe^{2+}后被小肠吸收。吸收进入肠上皮细胞内的Fe^{2+}经膜泵铁蛋白（Ferroportin，FPN）穿过基底膜，又被氧化成Fe^{3+}后进入血循环并与转铁蛋白（Transferrin，Tf）结合后运输到人体各个部位。载铁的Tf与各脏器细胞表面的TfR1或肝、脾单核—巨噬细胞表面的TfR2特异性结合并摄取后参与生成血红蛋白、肌红蛋白以及成为酶的辅因子等细胞代谢过程。过多的铁则以铁蛋白（Ferritin）和含铁血黄素的形式储存于肝实质细胞或单核—巨噬细胞系统内。肝脏能够根据人体的需铁量的多少分泌负性铁代谢调节激素铁调素。铁调素通过与细胞膜上的铁泵蛋白FPN结合，通过调控FPN的内吞和降解精确调节铁的吸收、储存和利用之间的稳态平衡。例如，骨髓合成血红蛋白的过程需铁量增加，肝脏合成的铁调素随即减少，诱导FPN被内吞和降解的作用减小，更多的铁离子则通过小肠上皮细胞和肝脾巨噬细胞表面的FPN进入血液循环，以满足机体的代谢需要。

多种信号分子的协同作用共同调节肝脏分泌铁调素。其中BMP-Smad通路是此调节机制的核心。肝细胞内铁含量的增加会诱导细胞因子BMP6表达增加，BMP6与细胞膜上的BMP受体结合后，使细胞内Smad蛋白磷酸化激活。磷酸化的Smad1/5/8会与胞质内的Smad4结合并形成复合物后转移至细胞核，进一步激活铁调素的转录。Hemojuvelin（HJV）是BMP分子家族的共受体，可以增强BMPs的敏感性。当HJVc末端GPI-anchor被剪切后可以形成可溶性HJV（SolubleHJV，s-HJV），s-HJV可与BMPs竞争结合BMP受体。TMPRSS6的基因编码产物是hepcidin的负性调节因子，它可以通过剪切HJV降低BMP的信号转导。血浆Tf有三种存在形式：双铁转铁蛋白、单铁转铁蛋白和脱铁转铁蛋白。肝细胞膜上的TfR1和TfR2通过与双铁转铁蛋白的结合将细胞外的铁浓度变化传递到细胞内。HFE具有在TfR1和TfR2两个分子间进行信息传递的功能，同时，HFE与TfR2结合后，可以通过HJV增强BMP受体与配体结合的敏感性。

研究显示，铁调素缺乏是血色病发生的重要病理机制。正常情况下，HFE、HJV和TfR2共同参与调节肝脏分泌铁调素，以维持机体铁代谢的平衡。如果上述铁调素调控因子突变，铁调素即不能有效合成，机体内的铁含量得不到有效监测，导致过多的铁沉积在组织细胞中并造成氧化损伤，最终引发血色病的发生。不同形式的基因突变导致体内铁蓄积的速度和特点不尽相同。例如，HFE或TfR2功能丧失后铁离子会被过多的释放进入血液中，但是此时由于HJV对铁调素的调节是足够的，导致铁在血浆和实质细胞内缓慢沉积。HJV蛋白对铁调素的表达是必需的，HJV功能缺失可以导致严重而快速的铁蓄积。FPN基因有两种突变类型：其一为“功能缺失性突变”，此种突变导致其编码的铁泵蛋白不能在细胞表面定位，降低了铁泵蛋白铁输出的能力，导致铁离子主要沉积于网状内皮系统（肝和脾）中。其二为“功能获得性突变”，FPN可以表达在细胞表面，但是不能与铁调素相互作用，产生铁调素抵抗，导致网状内皮系统中的铁被大量持续地释放入血，在实质细胞内沉积。

（二）遗传性血色病的流行病学和临床表现

遗传性血色病发病范围遍及全球，尤以北欧日耳曼和高加索人最为常见，发病率可高达1/220～1/250，发病年龄多在40～50岁，男女患病比例约为8∶1。HH女性患者病情较轻、发病年龄较晚的原因可能与月经、哺乳及妊娠过程中生理性失铁有关。遗传性血色病的主要原因是HFE基因的突变。Feder于1996年发现血色病患者HFE基因有两种错义突变：C282Y和H63D。其中C282Y纯合突变频率占血色病患者的80%～85%。此种突变可能起源于几个世纪前居住在北欧的凯尔特民族，C282Y纯合突变不仅不会影响繁殖，还利于机体抵抗微生物感染，因此广为流传。一度认为，C282Y是HH的致病因素，然而基因检测结果提示，只有70%的C282Y个体出现临床表型，但是最终出现由于铁过量沉积导致器官损伤和血色病症状的比例不到10%。这种较低的表型外显率提示此位点属于多态性变化，可以增加HH的患病风险，但是不属于病理性突变。HFE的另一种突变为H63D，此突变在世界各地均有分布。HH患者中可见HFES65C、V53M、V59M、Q127H、H63H、Q283P等突变，它们或为纯合突变或与C282Y杂合。非HFE-HH的发病率明显低于HFE-HH，且没有种族和地域的分布差异。其中最为常见的突变是TfR2Y250X；幼年型血色病较为少见，HJV突变是2型血色病的主要突变形式，而HAMP突变是幼年型血色病的另一种形式；FPN突变中较为常见的类型是“功能缺失性突变”，而“功能获得性突变”包括FPNC326S和C326Y两种类型。

遗传性血色病病变主要累及人体实质器官，包括肝脏、心脏、胰腺等。美国的肝病研究会AALSD将此病程分为三个时期：①有遗传易感性，但是未发生铁沉积。②有铁沉积的证据，但无组织器官的损伤。③有铁沉积的证据，且伴有组织器官损伤。遗传性血色病器官受累的程度与血清铁超载的速度和时间有关，这是由基因突变的类型决定的。HFE血色病的患者早期最常见的症状有疲劳、心神不宁、关节痛和肝肿大。最典型的临床表现为难以解释的肝硬化、皮肤青铜色、糖尿病、关节炎和心脏病。HFE血色病患者首先表现为转铁蛋白饱和度TS的升高，之后血清铁蛋白SF的升高意味着铁在组织中的蓄积。对1382名HFEC282Y纯合突变的HH患者的检测数据显示，26%的女性患者和32%的男性患者血清铁蛋白高于正常。626

名HFEC282Y纯合突变的HH患者肝活检数据显示，52%的女性患者和75%男性患者有肝组织铁沉积现象。研究显示，HFE血色病患者中，如果血清铁蛋白浓度大于1000μg/L，即使转氨酶水平正常，也可能最终发展为肝纤维化，甚至肝硬化。筛查中发现，C282Y纯合突变HH患者中，诊断时已经有转氨酶升高的比例，达24%以上；30%～42%的男性患者和2.7%～4.0%的女性患者肝活检时存在肝纤维化；肝硬化在男性患者中占4.4%～11.8%，女性患者中最高为2.7%。2型血色病又被称为幼年型血色病，男女发病率大致相同，临床表现出现得早，多在30岁之前。这种HH患者，铁快速沉积于氧化代谢旺盛的组织器官如心脏、胰腺、性腺和皮肤中，表现为心脏病、糖尿病、性功能减退等症状。其中心衰和严重的心律失常是造成患者死亡的重要原因，对于晚期严重的心脏病患者，唯一的治疗方案是进行心脏移植手术。血清学检测，幼年型血色病患者中TS和SF均升高。3型血色病的临床表现与HFE血色病患者相似，但发病更早，病变程度更为严重，患者主要因肝脏疾病、心脏疾病或糖尿病而就诊。与HFE血色病不同的是，这种血色病在白种人和非白种人群中的发病率相同。4型血色病为常染色体显性遗传方式。多数患者FPN存在“功能缺失性突变”，患者早期SF升高，但TS正常，铁大多沉积于网状内皮系统的Kupffer细胞中。之后，随病情的进展，铁逐渐在肝脏或其他组织中沉积，TS也随之升高，但是肝脏损伤较轻，个别病例可有肝纤维化。此种血色素病患者由于铁不能被网状内皮系统释放，经常导致贫血症状的出现，因此无法耐受频繁的放血治疗。FPN“功能获得性突变”的患者临床表现与HFE血色病相似，肝损伤较为多见。

（三）遗传性血色病的诊断

欧洲肝脏病学会（EASL）和美国肝脏病研究会（AALSD）关于遗传性血色病的诊断流程包括如下几个方面。

（1）血清铁代谢指标检测。

转铁蛋白饱和度TS可以反映机体铁代谢情况。铁蛋白SF是评价机体内铁储存量的指标，用于判断组织内铁沉积的状况，如果血清铁蛋白SF正常，则可以排除铁沉积。但是各种炎症，糖尿病、酗酒和肿瘤等疾病也可引起SF的升高，排除以上疾病后，高铁蛋白血症（男性>300μg/L，女性>200μg/L）的C282Y/C282Y患者可以诊断为组织内铁沉积。血清铁蛋白还可作为预测肝脏损伤程度的指标，当SF超过1000μg/L时，患者很有可能发生肝纤维化。TS和SF两种指标合用，可以排除约97%的阴性HH患者。

（2）基因检测。

通过基因检测可以鉴别基因突变的类型，有助于明确诊断和指导治疗。对于原因不明的肝病患者，如果转铁蛋白饱和度TS>45%、血清铁蛋白SF升高，则需进行HFE的基因型检测；一级亲属中若有确诊的HH患者，无论TS和SF是否正常，均建议进行基因检测；对有铁超载证据但是基因检测为非C282Y纯合突变的患者，在排除其他肝脏或血液系统疾病后，应考虑检测其他血色病相关基因，如TfR2、HJV、FPN和HAMP。但是普通人群、空腹TS<45%且SF正常患者、2型糖尿病患者以及临床表现为不明原因的关节炎或关节痛的患者不建议进行血色病的基因检测。

（3）肝组织活检。

通过肝组织的活检（liverbiopsy，LB）可以判断肝组织的损伤情况以及铁沉积的程度。过去认为肝活检是诊断血色病的金标准，但是随着基因检测技术的出现，目前LB的作用主要用于对患者的预后进行评估。对于转氨酶升高、SF大于1000μg/L、肝肿大或年龄大于40岁的C282Y纯合子血色病患者，必须进行肝组织活检来评价肝脏的损伤程度。检测内容有组织形态学分析、纤维化程度的分期以及组织铁沉积范围及程度的判定。

血色病在中国较为少见，从1957年的首次报道至今不足200例。我国血色病人群的遗传背景和遗传特点与欧美国家存在显著差异。在中国血色病患者中并未发现HFE基因C282Y发生突变。最近，对3个国内确诊的血色病家系的患者及其家属进行的血色病相关基因检测的结果显示，3个家系存在三种不同的基因型突变，分别为HFE、HJV和TfR2基因突变。目前，我国对于血色病的研究比较滞后，由于临床医生对血色病认识不足导致的漏诊率和误诊率均较高。如果早期血色病患者能够及时通过放血疗法排除体内多余的铁，则不会影响生活质量和寿命。

因此，有关血色病的大规模人群的流行病学调查，中国人群HH基因突变类型的确定以及快速有效的临床基因诊断是早期诊断及防治HH的关键。

二、铁超载与骨髓增生异常综合征

骨髓增生异常综合征（MDS）是起源于造血干细胞的克隆性疾病，以无效造血和造血干细胞发育异常为主要特征，临床上常表现为血细胞减少的相应症状。

多项研究证实，有50%～80%的MDS患者中存在明显的铁超载现象，铁超载的程度能够影响MDS患者的生存时间以及白血病的转化风险，对MDS患者进行祛铁治疗可对患者的预后有所改善，因此有关MDS发病过程中铁超载的研究引起了学者的广泛关注。

（一）MDS患者铁超载的原因

（1）铁代谢相关基因改变。

研究已经证实，HFE、TfR2、HJV、FPN、SF3β1、GDF15、TWSG1、JAK2及DNA甲基化等多种基因的改变均可导致铁超载。HFE突变能够通过抑制BMP-Smad-HAMP信号通路降低铁代谢的负调控因子铁调素的表达，引起铁超载。有学者对50例MDS患者的HFE基因进行了检测，结果发现，其中26例（52%）患者发生了HFE基因C282Y或H63D的突变。根据2016年世界卫生组织对MDS的分型，MDS至少有八种类型。Nearman等研究发现，MDS中的一种类型——难治性贫血伴环状铁粒幼细胞增多（RARS）的患者，其HFE基因的突变率较其他亚型显著增高。尤其是难治性贫血伴环状铁粒幼细胞增多伴血小板显著增多（RARS-T）的患者中HFE基因的突变率高达71%。由此可见，在MDS的某些亚型中，HFE基因突变参与了铁超载的形成。SF3β1基因的突变会通过降低线粒体铁转运体ABCB7的表达增加铁调节蛋白与RNA的结合，最终导致铁吸收增加引起线粒体内铁超载而形成环形铁粒幼红细胞。TWSG1和GDF15是红系发育早期和晚期分泌的重要因子，在无效造血过程中表达增加，通过下调BMP-Smad-HAMP信号通路降低肝脏铁调素的分泌，引起铁超载。JAK2基因是参与造血和免疫信号转录的重要基因，它的突变通过JAK2/STAT5信号途径引起线粒体铁超载，成为MDS-RARS-T的诊断特点。DNA甲基化是MDS发生过程中的常见分子事件，可以抑制多种抑癌基因的表达，促进MDS的进展和肝癌的发生，进而影响肝脏铁调素的表达引发铁超载。组蛋白乙酰化能够抑制HAMP基因的表达从而降低铁调素的转录，促进铁超载的发生，但具体机制尚待进一步研究。

（2）无效造血。

无效造血是指骨髓内红系增殖和分化出现异常，红细胞在成熟和进入外周血循之前已经被破坏，红细胞的破坏引起大量铁释放进入血液。无效造血会引起红系增生以补偿贫血症状。在此过程中，损伤的红细胞可以被脾脏掳获，导致贫血加剧和组织缺氧，缺氧又会刺激肾脏分泌促红细胞生成素（EPO）和红系的扩增。此种条件下，肝脾出现进行性肿大且贫血进一步恶化，骨髓活化失效。同时，EPO的增加能够通过EPOR/JAK2/STAT5信号通路限制红细胞的分化，加重无效造血，如此形成恶性循环。骨髓增生活跃，为了满足造血需要，除了无效造血细胞破坏释放铁之外，机体肠细胞代偿性地吸收过多的铁以及巨噬细胞释放铁的增加，导致机体出现铁超载现象。如前所述，在红系异常增殖和分化的过程中，TWSG1和GDF15的产生也会增加，两者通过抑制铁调素表达，也会引起铁超载。

（3）输血。

输血是大部分MDS患者主要的治疗策略之一。正常情况下，人体通过铁调素对铁进行调节并维持铁稳态。但是，一个单位的红细胞含铁量为200～250mg，是正常吸收铁的100倍，多数患者在输注10～20个单位的红细胞后会导致体内铁调素对铁的调控作用失衡，引起铁超载。同时，长期大量外源性红细胞的输入，被单核巨噬细胞系统破坏后释放过多的铁进入血浆，多余的铁可以以铁蛋白和含铁血红素的形式在肝脏、心脏、胰腺等器官的实质细胞中蓄积。因此，输血是铁超载发生的主要原因之一。

（4）线粒体凋亡。

线粒体在铁代谢过程中发挥着重要的作用，能够合成亚铁血红素、组装Fe-S蛋白簇以及参与细胞内铁代谢的调节，线粒体功能障碍会导致铁代谢的异常。亚铁血红素能够控制调节铁代谢的基因的表达，红系血红素合成异常可以引起线粒体铁超载。Fe-S蛋白簇是细胞内铁代谢的重要感受器，其组装异常也可导致线粒体铁超载。Lee等研究发现，线粒体功能异常能够引起铁调素、铁转运蛋白和铁蛋白H等铁代谢相关蛋白不平衡表达，导致过量铁沉积。大量研究还表明，铁超载也通过脂质过氧化反应引起线粒体结构紊乱、功能失调，甚至凋亡。使铁超载和线粒体凋亡之间形成了恶性循环。

（5）ROS。

ROS参与机体细胞内多种化学反应。低水平的ROS能被大部分细胞耐受，并对细胞的生长和分化产生一系列的保护反应。高水平的ROS则通过增强氧化应激反应直接造成细胞损伤或消耗细胞能量储存，影响细胞功能。铁超载时，不稳定血浆铁通过Fenton和Haber-Weiss反应合成大量氧自由基，对细胞造成损伤。线粒体是ROS产生的主要部位，产成的ROS又能通过信号传导系统启动细胞内多个部位的氧化应激反应，此种被线粒体逐渐放大的ROS氧化应激反应称为ROS导致的ROS释放。大量的ROS造成线粒体功能损伤，进一步影响铁代谢，导致线粒体内铁超载。因此，ROS和铁超载之间也存在着恶性循环。

（二）铁超载对机体的影响

（1）铁超载的肿瘤促进作用。

MDS患者需要定期输注红细胞以维持生命，此过程会增加铁积累，进一步通过氧化应激导致基因组的损伤和突变。MDS本身就是一种具有遗传不稳定性的克隆性疾病，铁超载会进一步加重MDS白血病前克隆基因组的不稳定性，导致MDS向急性髓系白血病转化。Kikuchi等研究发现，MDS患者DNA氧化损伤的产物8-羟基鸟嘌呤的水平明显高于健康对照组，且与血清铁蛋白水平以及染色体的异常呈正相关。以上研究证实，铁超载可以损伤DNA，并促进MDS向急性白血病转化。

（2）铁超载对其他组织器官的影响。

输血依赖的MDS患者有类似于遗传性血色病的临床症状。Schafer等对15例输血依赖的难治性贫血患者的观察中发现，其中10例患者肝脏活检结果显示含铁量显著增高，是正常值的7～26倍；肝门区出现特征性的灶性纤维化并出现多个组织器官的损伤。肝细胞是主要的储铁细胞，铁超载时肝脏可以出现严重的肝纤维化、肝硬化和肝癌。铁超载能导致心肌肥厚、心室扩张和心肌纤维化。输血依赖的患者需10年左右心脏出现临床症状，主要表现为心律失常和充血性心力衰竭。Jaeger等研究发现，239例MDS患者中有46例进展为继发性血色病，这46例患者心力衰竭的发生率超过40%，其中14例患者死亡。铁超载能够降低机体对胰岛素的敏感性，诱发胰岛素抵抗。此外，铁沉积于胰腺组织可以直接损伤胰岛功能，影响胰岛素的分泌，诱发糖尿病。铁超载还可导致一系列内分泌紊乱，例如，性腺发育不良、甲状腺和甲状旁腺功能减退。还可导致皮肤色素沉着、关节炎以及感染加重。

（3）铁超载对MDS预后的影响。

研究发现输血依赖的MDS患者3年生存率远低于非输血依赖患者。长期输血患者的心脏病发生率为82.4%，远高于非长期输血的患者（67.1%）。铁超载既是骨髓造血功能衰竭后长期输血的结果，也是骨髓造血功能进一步恶化的原因，如此形成恶性循环。Badawi等观察发现，去铁治疗可以中断这种恶性循环。有研究显示，MDS患者接受地拉罗司去铁治疗1年后，其中20%的患者实现了红细胞反应，恢复了输血依赖的独立性。对去铁治疗应答的患者血清铁蛋白水平明显下降，以上结果证明，骨髓去铁治疗有利于血液学的改善。

三、铁超载与其他血液系统疾病

β-地中海贫血是一种由于β-珠蛋白基因突变或缺失导致的β-珠蛋白合成减少或完全不能合成而引起的慢性遗传性溶血性贫血，严重危害着人类的健康。此病广泛流行于地中海流域、东南亚以及我国的广西、广东等南方各省。临床上根据贫血的严重程度，可将β-地中海贫血分成轻型、中间型和重型三种类型。此病缺乏有效的治疗手段，造血干细胞移植是唯一的根治方法。再生障碍性贫血简称再障（Aplasticanemia，AA），是由多种病因导致的获得性骨髓造血功能衰竭性综合征，以骨髓造血功能低下和外周血全血细胞减少为特征，贫血、出血和感染是主要临床表现。AA发生的确切病因尚未明确，可能与病毒感染、放射线、化学药物以及遗传因素有关。根据骨髓衰竭的严重程度分为重型和非重型再障，根据临床病程的进展情况分为急性和慢性再障。急性髓系白血病（Acute Myelocytic Leukemia，AML）是造血系统的获得性髓系祖细胞变异而引起的高度异质性的克隆性疾病，包含了所有非淋巴细胞来源的急性白血病，它可以在正常髓系细胞的分化过程中由不同阶段的造血祖细胞恶性转化而来。目前研究发现，上述疾病以及MDS的多数患者均需要长期依赖输血及去铁治疗来维持生命。长期反复的输血、骨髓红系的无效造血以及肠道代偿性地吸收食物中的铁增加，导致铁超载的发生。过量的铁与造血紊乱密切相关，对机体危害重大。如前所述，铁超载除了可以通过氧化应激反应引起组织损伤、诱导细胞凋亡外，还可抑制骨髓造血并促进血液系统恶性疾病原始细胞的增殖。

1.抑制骨髓造血

谢芳等建立了骨髓造血细胞铁超载模型，研究发现，铁超载使ROS升高，长期ROS升高可以引起DNA的损伤，诱导造血干细胞的老化和凋亡，导致造血干细胞再生能力破坏。除此之外，ROS还通过影响造血微环境的结构因子直接调控造血干细胞微环境从而影响骨髓造血。对于红系细胞，ROS升高一方面能够抑制红系祖细胞的分化和成熟，另一方面破坏成熟红细胞的结构，导致溶血。Ginzburg等对β-地中海贫血小鼠模型的研究发现，体内铁的异常分布会导致红细胞的无效生成，下调红细胞对铁的吸收后，红细胞表型得到改善，血红蛋白浓度有所提高，红细胞无效生成减少。Taoka等研究证实，铁超载能够抑制红系的分化成熟，他使用去铁胺或抗氧化剂与模型细胞共培养，结果发现，细胞内ROS降低并且红系分化成熟恢复。Hartmann等发现因长期输血引起铁超载的MDS低危患者与无铁超载的MDS低危患者相比，铁超载能抑制红系祖细胞的增殖，但并不会影响粒系、单系祖细胞的增殖，有效的去铁治疗后这一现象得到逆转。以上结果证实，铁超载能够明显抑制骨髓造血，加重血液系统疾病造血功能的紊乱。

2.促进血液系统恶性疾病原始细胞增殖

Barton等对输血相关的MDS患者的随访观察发现，铁超载与MDS向急性白血病转化有关。研究数据还提示，铁超载通过造成机体的氧化应激影响细胞的分化和增殖，增加MDS发展为AML的风险。在一项902例低危MDS患者的回顾性研究中发现，体内高水平的血清铁能降低患者生存率和降低无白血病生存的概率。此结论得到了进一步的研究证实，研究发现，暴露于ROS环境中，能够增加造血祖细胞基因组的不稳定性。

反之，去铁治疗具有重要的积极意义。铁的减少可以降低肿瘤的质量，而铁螯合剂具有抗白血病细胞的作用。铁含量下调还可以调控细胞增殖周期，如阻止细胞周期由G1期向S期转变、抑制核苷酸还原酶活性、上调细胞凋亡相关蛋白、诱导白血病原幼细胞分化等。Eberhard等研究证实，去铁治疗可以诱导AML细胞的分化和凋亡。临床上，对于急性白血病化疗耐药者，铁螯合剂的治疗能够减少原始和幼稚细胞的数量并诱导其分化。

3.铁超载对造血干细胞移植的影响

对于MDS和地中海贫血患者，唯一的治愈方法是造血干细胞移植。Kanda等分析了112例患者在造血干细胞移植前血清铁蛋白和C反应蛋白的水平。结果证实，血清铁蛋白水平增高组患者的总死亡率和治疗相关死亡率较对照组明显增高。

为了进一步明确铁超载对造血干细胞移植的影响，Armand等使用核磁共振检测了48例MDS或急性白血病患者在移植前心脏和肝脏的铁浓度，结果发现，移植前肝脏的铁浓度与血清铁蛋白的水平明显相关，而且患者移植前肝脏铁浓度水平与总生存率降低存在显著相关性。Wermke等也使用MRI检测了88例MDS或急性白血病患者在移植前的肝脏铁浓度，结果也证实肝脏铁浓度增高与移植后非复发性死亡率增高以及生存率降低明显相关。

患者在移植前要进行预处理，此时，骨髓造血功能会受到抑制，导致中性粒细胞生成减少，机体抗感染能力减弱。近年来有关研究表明，血清铁蛋白水平升高与移植后炎性并发症，如口腔黏膜炎和败血症等有关。铁是细菌和真菌生长增殖中所需要的重要营养物质，铁超载会损伤机体正常免疫防御功能，增加感染机会。Pullarkat等研究发现，在清髓性造血干细胞移植的患者中，血清铁蛋白水平>1000ng/mL的患者发生菌血症的风险显著增高。Tachibana等也发现高血清铁蛋白（>1000ng/mL）的患者造血干细胞移植后100天内发生菌血症的风险明显增加。Kanda等发现，在排除了炎症因素的干扰后，移植前高血清铁蛋白（>700ng/mL）的患者较移植前低血清蛋白的（≤700ng/mL）患者细菌感染的风险率显著增加。

铁在输血依赖性血液系统疾病中的作用应该得到重视，去铁治疗具有显著效果。预防器官损害和骨髓功能进一步恶化的措施可以改善此类疾病的临床和预后。

第五节 铁超载与骨、关节疾病及内分泌系统疾病

一、铁超载与骨质疏松

骨质疏松（osteoporosis，OP）即骨质疏松症，是多种原因引起的一组骨病，以低骨量和骨组织微细结构破坏为特征，导致骨脆性增加和骨折危险性增加的全身性骨代谢性疾病。本病多见于老年人，但各年龄时期均可发病。近年来的研究和临床报道证实，铁超载与骨代谢相关疾病密切相关。例如，骨质疏松患者往往出现血清铁较低，血清转铁蛋白升高等铁超载的现象。血色素沉着症的患者经常出现铁超载并伴有股骨头无菌性坏死。20世纪60年代，Dellbarre将骨质疏松症描述为是血色素沉着症的并发症。对106例镰刀形贫血症患者的研究发现，79.6%的患者骨密度较低，同时血清中铁蛋白的含量升高了3～4倍。在对30例重度地中海贫血患者的研究中发现血清中铁蛋白含量显著增加，而股骨、胫骨以及腰椎骨的密度减小。2004年Voskaridou等对成年地中海贫血症患者中骨质疏松症指标与铁超载、骨髓腔扩张、内分泌以及相关遗传因子之间的关系进行了比较研究。结果发现，大多数地中海贫血症患者的骨母细胞功能减退而破骨细胞活性增强，从而导致骨髓腔扩张以及骨质疏松症的出现。研究还发现，核因子κB的受体活化物RANK/RANKL/骨保护素途径是破骨细胞增殖和激活的优势途径。此途径的发现使得地中海贫血症伴有骨质疏松症的病因有了新的解释。在铁超载方面，研究发现体内铁离子过多减慢了类骨质成熟的同时还抑制了局部的骨矿化，从而导致患者体内局部骨软化及骨质疏松。还有研究发现，绝经导致的全身性铁沉积与骨质疏松有关。临床证据显示，在绝经过渡期随着雌激素降低90%，铁水平出现了显著的升高。铁超载伴骨质疏松性骨折在老年女性中非常普遍，将70例女性股骨颈骨折的患者分为两组：大于75岁患者和小于45岁的患者。研究结果提示，在大于75岁的患者中铁超载作为骨质疏松的生物指标非常明显。还有研究报道证实，宇航员在飞行过程中骨丢失明显，铁代谢改变，铁储存量增加的同时伴有氧化损伤。失重引起的骨丢失及钙磷代谢的负平衡在返回地面后较难恢复，严重影响航天员的身体健康。实验动物模拟失重模型中也发现组织铁含量的

增加，说明铁沉积与骨质疏松密切相关。

体内过多的铁通过Fenton反应产生大量的活性氧破坏骨骼系统。研究发现，铁超载可以抑制成骨细胞的分化与活性，减少Ⅰ型胶原分泌，骨基质的合成及矿化减少，钙结节减少，从而引发骨质疏松。近年来，铁离子作为骨代谢的重要影响因素已经越来越受到重视，对于铁离子，如铁调素、膜铁转运蛋白1以及乳铁蛋白等的基础研究都有了很大进展。

2004年，Cornish等在做了有关乳铁蛋白的研究后发现，乳铁蛋白对骨细胞的增长有很好的促进作用。乳铁蛋白是一种主要存在于上皮细胞分泌物中铁结合糖蛋白。Cornish等研究认为乳铁蛋白可以促进成骨细胞的分化，刺激软骨母细胞的增殖，同时减少50%～70%成骨细胞的凋亡。在小鼠骨髓细胞的培养中，破骨母细胞随乳铁蛋白剂量的增多而减少，乳铁蛋白剂量达到100μg/mL时，破骨母细胞则被完全抑制。Cornish的试验得出了相同的结论，他将乳铁蛋白注入成年小鼠的颅盖骨中，试验发现只需用4mg的剂量就能使骨生成量增加4倍。因此，乳铁蛋白在成骨细胞中具有强大的促进合成代谢和分化以及抗凋亡的作用，而对破骨母细胞则具有抑制作用。Yamasaki和Hagiwara等也研究发现，高铁离子可以影响成骨细胞（MC3T3-E1与大鼠颅盖骨培养的原代成骨细胞）的增殖、分化及钙化。铁还可以通过增加线粒体的呼吸，产生活性氧进而促进破骨细胞的分化和骨的重吸收。

二、铁超载与关节疾病

2005年，南非学者Schnitzler等研究非洲黑人股骨颈骨折患者的骨质疏松情况与铁超载的相关性。该研究将50个股骨颈骨折患者的髂嵴骨组织和血清生化指标作为骨质疏松指标，将铁超载作为影响因素。研究发现，与对照组相比，骨折组患者的体内铁标记物：骨髓中的铁金属沉着物、骨组织非亚铁血红素的含量以及血清铁蛋白均呈现高水平。同时骨折组患者骨体积和骨小梁的数目显著减少，骨小梁分离程度明显增高，骨体积、骨表面和类骨质的厚度明显减小，骨表面腐蚀程度增大。另外该研究中88%的股骨颈骨折患者中出现了铁超载，铁超载标记物与股骨颈骨折的患者存在显著相关性。因此，铁超载与股骨颈骨折密切相关。法国学者Rollot等对血色素沉着病患者中出现股骨头无菌性坏死的情况也进行了病因学研究。Rollot研究发现，血色素沉着病与股骨头无菌性坏死关系密切，其主要原因与患者存在铁超载有关，因此Rollot认为铁超载可导致股骨头无菌性坏死。在血色素沉着病患者中遗传性血色素沉着病基因（HFE）的C282Y片段上发生了基因突变，HFE基因不仅是血色素沉着病主要的遗传基因，它所编码的蛋白还可以与转铁蛋白受体和微球蛋白相互作用，使体内细胞对铁的摄取、转运调控以及细胞内铁稳态的维持产生影响，导致心脏、肝脏、胰腺及其他内分泌器官铁沉积增加，形成体内铁超载。

三、铁超载与内分泌系统疾病

（一）铁超载与糖尿病

糖尿病是由于胰岛素分泌缺陷和（或）其生物作用受损而引起的以血糖增高为特征的代谢性疾病，受免疫、遗传和环境等多种因素共同作用，可导致眼、肾、心脏、血管、神经等多种组织的慢性损害及功能障碍。随着经济的迅猛发展、人类生活方式改变以及老龄化进程的加速，糖尿病已成为继心脑血管疾病和肿瘤之后的另一个严重危害人类健康的疾病。流行病学调查显示，2013年全球糖尿病患病人数已达3.82亿，预计在2035年患病人数将达到5.92亿。我国糖尿病患病人数众多，2010年，国家疾病控制中心和中华医学会内分泌学分会根据1999年WHO关于糖尿病的诊断标准，调查了我国18岁以上人群糖尿病的患病情况，结果显示糖尿病的患病率高达9.7%，中国已经成为全世界糖尿病第一大国。越来越多的流行病学研究发现，无论是1型糖尿病、2型糖尿病（type Ⅱ diabetesmellitus，T2DM）还是妊娠糖尿病，均有部分患者存在铁代谢指标的异常，包括血清铁、血清铁蛋白（serumferritin，SF）、转SF饱和度显著高于普通人群。

1.铁蛋白与糖尿病

人体内90%以上的铁与蛋白质相结合，含铁蛋白质具有很多重要的生物学功能。铁蛋白是体内铁的主要储存形式，临床常用SF作为体内铁储存量的有效指标。我国的糖尿病人群中，T2DM患者占90%以上。多篇文献报道T2DM患者体内存在铁蛋白超负荷，研究表明，SF水平升高与T2DM有相关性，但研究结果并不完全一致，大部分学者认为SF浓度与T2DM的发生呈现正相关。有学者认为，铁蛋白是一种重要的预测糖尿病风险的标志物。Yeap等认为，高铁蛋白是独立的成人糖尿病相关因素；韩国学者通过对13848名受试对象的对照研究发现，SF浓度增加是男性患者T2DM的危险因素；Sun等进行的前瞻性研究发现，在中国的中老年患病人群中，铁蛋白水平高的人患T2DM的风险是铁蛋白水平最低人群的2倍；在对中国、美国、韩国人群的横断面分析中显示，校正危险因素的干扰后，铁蛋白水平与糖尿病患病风险之间有显著关联，而且女性T2DM患者表现出的综合效应明显高于男性患者。这些研究结果提示，在各种族人群中，SF水平与T2DM的发生呈现正相关，且激素水平可能会影响铁蛋白水平和糖尿病患病风险的关联强度。但是也有学者持相反意见，Rajpathak等对超重或肥胖的OGTT受损的人群的调查中发现，铁蛋白水平与T2DM的患病风险无关联性；Gupta等调查92名男性和105名女性后发现，铁蛋白水平在中年北印度人的糖尿病发生机制中可能并不是一个强大的危险因素。

铁超载很可能是T2DM的发生机制之一。铁是一种强氧化剂，它可以通过氧化应激损伤细胞，游离的铁离子使细胞对高糖毒性、氧化应激更为敏感。脂质过氧化导致胰岛β细胞受损，胰岛素分泌减少，血糖升高，进展为糖尿病。对动物模型的观察证实了以上结论，铁超载引起实验动物胰岛β细胞的氧化应激，胰岛素分泌能力降低，促进糖尿病的进展和并发症的发生。小鼠动物模型的研究表明，铁沉积于小鼠骨骼肌细胞后促进脂肪酸氧化，减少了葡萄糖氧化，抑制脱氢酶活性，进而增加IR。Wlazlo等对492例研究对象进行了7年的随访，观察发现铁代谢可以导致肌肉、肝脏以及脂肪细胞的IR，引发葡萄糖代谢受损和高血糖，最终导致了T2DM的发生。

铁蛋白是机体铁的主要储存形式，它也可能通过参与IR来促进糖尿病的发生。有报道称，6.6%的T2DM患者中存在高铁蛋白血症，无明显铁超载的高铁蛋白患者出现糖代谢紊乱，引起IR；还有学者发现，T2DM患者随着血糖水平的下降，铁蛋白水平也有所降低。Li等对8441名不同省份、不同性别的中国人进行了队列研究，研究结果显示，不明原因的肝铁超载的患者表现出IR。肝脏是合成铁蛋白的重要场所，肝脏铁超载使铁蛋白合成增多，高水平铁蛋白可能参与了IR的发生。Hamed等对埃及30例合并T2DM的丙肝患者以及20例未合并T2DM的丙肝患者进行了对照研究。结果发现铁蛋白水平高的患者IR有所增强且血糖调控不理想，提示高铁蛋白可能通过加强IR以促进T2DM的发生。有报道显示，随着T2DM患者SF浓度的增加，其IR指数也随之加大，进一步说明铁蛋白参与了IR，铁蛋白可能是IR的独立危险因素。研究提示，高血清铁蛋白与胰岛β细胞分泌功能受损有一定的相关性，说明SF既可能通过IR促进T2DM的发生，也可能通过损害胰岛β细胞参与T2DM。因此，铁蛋白通过多种途径、多种相关因素与T2DM的发生紧密相关，这些影响因素之间又存在着复杂的相互作用，共同促进了T2DM的发生与进展。

铁超载还与糖类物质代谢有关。Li等发现患有铁超载和糖尿病小鼠的肝脏病变最为严重，同时其抗氧化酶活性以及对脂类物质的抗过氧化能力均明显下降，以上都是可以造成肝功能损害的危险因素。Hatunic通过对动物模型的观察发现，葡萄糖激酶（GK）对机体内葡萄糖的稳态起到了重要的作用，当GK减少或活性下降时，糖尿病的发生率随之上升。Silva等发现，铁超载存在时，天门冬氨酸氨基转移酶（AST）活性增加，降低了线粒体产生ATP的能力，间接引起了糖类物质的新生水平降低，导致代谢异常。

此外，铁蛋白还可能通过与炎症因子的相互作用参与T2DM的形成。微量的铁即可促进细菌的生长和机体感染，而炎症也会对铁的代谢造成影响。Wang等研究发现，在炎性因子的诱导下，正常情况下由铁蛋白保护而无法被细菌利用的铁会在实质器官中过度积累，而且肝脏的炎性因子基因以及IL-1β、IL-6也会在铁超载的情况下显著表达，导致铁代谢的异常。同时，铁的吸收与转运也会受到炎性因子的影响。T2DM属于慢性炎症反应，SF浓度升高可能是系统性炎症的表现。

2.遗传性血色素沉着症与糖尿病

研究发现，有25%～60%的HH患者会发展为T2DM。T2DM是HH的典型症状之一，但是HH引发T2DM的相关机制尚不十分清楚。据推测，由于胰脏铁沉积所导致的胰岛β细胞凋亡和胰岛素分泌水平下降以及肝脏铁沉积所导致的胰岛素抵抗，可能是HH患者引发T2DM的主要原因。2004年，McClain等观察了HFE基因敲除的小鼠，研究发现6～8月龄HFE-/-小鼠较HFE+/+小鼠的胰岛体积明显减小。这些小鼠由于胰岛β细胞铁沉积导致了氧化应激，进而导致β细胞凋亡，胰岛素分泌水平下降。由于胰岛素分泌能力的下降，12～14月龄HFE-/-小鼠的糖原耐受性也明显降低。HJV基因（又称HFE2）突变可以引发青少年血色素沉着病（juvenile hemochromatosis，JHH），又称为HH2A或HFE2A，这也是一种发生在20～30岁的青少年的常染色体隐性遗传病。HJV基因突变可引起铁的迅速累积和铁代谢紊乱，临床症状有糖尿病、原发性心肌症、促性腺激素分泌不足引发的性腺功能减退等。研究发现，HJV基因敲除小鼠铁沉积严重，胰脏铁沉积导致的氧化应激水平增高促使小鼠随着年龄的增长糖原耐受性下降，并且增加了患糖尿病的可能性。

2006年，法国实验室在对铁调素1基因敲除的小鼠的观察中发现，2月龄小鼠肝脏、胰脏、心脏和脾脏均出现了铁沉积、血清铁、转铁蛋白饱和度以及ferritin的含量增加，表明铁调素1-/-小鼠机体处于高铁状态。2007年这家实验室又研究发现铁调素1-/-小鼠胰腺铁沉积主要发生在胰腺的腺泡中，而并非胰岛β细胞。胰岛素分泌正常，糖原耐受性检测结果证实腹腔注射2g/kg体重葡萄糖2h后，血液中血糖水平能够恢复正常。我国学者也得到了相似的结论，他们采用铜蓝蛋白（ceruloplasmin，CP）基因敲除小鼠为观察对象，5月龄CP-/-小鼠的肝脏和胰脏已经出现了明显的铁沉积，胰腺的铁沉积主要出现在腺泡，胰岛素分泌正常，与铁调素1-/-小鼠相似，糖原耐受性与野生型相比也没有显著变化，但是没有CP+/+小鼠的恢复能力强。并且随着年龄的增长，C57BL6品系小鼠更易患糖尿病。以上实验结果证实，如果小鼠的铁沉积出现在胰腺的胰岛β细胞，铁会通过氧化应激反应影响胰岛素的分泌，使小鼠患T2DM的概率增加。如果铁沉积在胰腺的腺泡中，胰岛素分泌能力正常，但是由于肝脏大量的铁沉积会导致胰岛素抵抗，小鼠随着年龄的增长糖原耐受性会有不同程度的降低，并且其患糖尿病的危险性随之增高。此外，Hatunic等研究发现，氧自由基可能导致糖尿病及其并发症的发生。他们研究发现，HH患者铁蛋白和转铁蛋白饱和度的正常化能够改善胰岛素的分泌和活性。这可能与胰岛素在外围组织的作用增强后葡萄糖耐受能力同时得到提升有关。此项研究显示，患者铁与葡萄糖代谢密切相关。

3.铁代谢与妊娠糖尿病

研究发现，妊娠糖尿病患者在怀孕期间，胰岛β细胞会出现异常增大并分泌过多的胰岛素，但同时也存在着胰岛素的降解，造成胰岛素抵抗加重的现象。研究还发现，随着血清蛋白水平的升高，转铁蛋白受体相应增加，直接对铁水平的升高造成严重影响。此外，以铁为中心原子的螯合物参与体内血糖的运输，间接影响了血红蛋白的水平，最终造成体内血糖水平的升高。在妊娠糖尿病患者体内还发现了氧化脂质、超氧化物歧化酶水平的改变。同时由于体内血清铁蛋白的作用，造成体内脂肪堆积以及孕妇肥胖的加剧。陈玲等通过相似的小鼠实验发现，铁代谢异常在小鼠体内引起的脂质异位堆积，并对胰腺造成损害，导致胰腺发生病变，胰岛细胞也会进行代偿性异常旺盛分裂。而杨素青等在临床病例中同样发现了妊娠期人体内糖脂的代谢异常与紊乱。而脂质的异常也加重了血糖代谢的异常，两者互相影响，这可能是引发妊娠糖尿病的原因所在。

（二）铁超载与其他代谢疾病

有报道称输血导致的血色病患者中，常伴发内分泌疾病，如糖尿病以及低促性腺激素型性腺功能减退。Ten Kate Booij等研究证实，含铁血色素沉着症患者体内缺乏铁调素，引发了不育症。还有报道称，地中海贫血患者铁蛋白水平高，甲状腺功能出现了紊乱，同时强化螯合剂的治疗可以改善甲状腺的功能。甲状腺激素也可以影响铁的代谢，如甲状腺激素可以干预肝细胞的铁代谢过程，使铁蛋白的合成大于分解。动物实验研究证实，甲状腺功能亢进的大鼠甲状腺激素T3和T4分泌增加，同时肝脏铁蛋白合成的速度也较正常对照组增加了38%。铁蛋白增高可封闭游离铁，使铁依赖性细胞增殖活性下降。相关研究已经证实，血清铁蛋白可以作为判断甲状腺功能亢进病情的一个指标。甲状腺功能亢进症时血清铁蛋白随之升高，而甲状腺功能亢进缓解之后，血清铁蛋白也可以恢复正常。甲状腺功能减退症对血清铁蛋白有着相反的影响。随着甲状腺功能减退症的纠正，血清铁蛋白也可以恢复正常，此种变化趋势有利于甲状腺功能的恢复。

第六节　铁超载与肿瘤

铁超载诱导机体内产生过多自由基导致疾病的发生。近年来，越来越多的研究结果显示，铁超载与肿瘤的发生发展密切相关。

一、肿瘤细胞铁代谢

铁是人类正常细胞和肿瘤细胞的生长代谢不可缺少的元素，铁参与构成的蛋白行使着各种重要的生理功能。然而，肿瘤细胞在生长过程中经常比较正常细胞需要更多的铁，参与铁调控的蛋白也有相应改变，表现为铁代谢的异常。近年来研究发现，很多铁调控相关蛋白在肿瘤的发生发展过程中起到了重要作用，受到越来越多的关注。

（一）转铁蛋白与转铁蛋白受体

细胞通过其表面普遍表达的转铁蛋白受体1（TfR1）与转铁蛋白（Tf）结合的方式来获得铁。进入细胞内的铁可以被很快利用以形成铁硫键，合成血红素；一部分铁也可以被转运到线粒体；细胞内过多的游离铁与铁蛋白结合而储存，以控制其对细胞的损害，当细胞缺铁时，这部分铁则被释放满足人体需要；此外，细胞内的铁还可以通过铁转运蛋白转运出细胞。转铁蛋白受体有两种亚型：TfR1和TfR2，TfR1在多数细胞表面普遍表达，而TfR2主要在肝脏表达。研究发现，在很多肿瘤组织中，转铁蛋白受体经常呈现高表达。Jian等研究发现，转铁蛋白受体1不仅具有摄取铁的功能，还具有Src酪氨酸磷酸化位点，是一个信号分子，可以增强乳腺癌细胞的生存和抗凋亡能力。Vyhlidal等证实，TfR可以被雌激素调控，并且高表达TfR的ER阳性乳腺癌细胞会对他莫昔芬耐药。TfR的高表达还表现出与肿瘤增殖、乳腺癌病人生存期缩短的相关性。

（二）铁调素与铁转运蛋白

铁转运蛋白是一种细胞膜表面的跨膜蛋白，可以将细胞内非血红蛋白铁转运出细胞。铁调素是由肝脏合成并分泌的多肽类激素。机体铁过多时，铁调素与铁转运蛋白结合并使其磷酸化后被蛋白酶体降解，一方面能够抑制肠道对铁的吸收，另一方面，可以减少巨噬细胞对铁的释放，从而负性调节铁代谢。铁调素的缺乏会引起机体铁负荷过重，造成机体组织器官铁的沉积。而铁调素过多则会导致缺铁性贫血。

有研究显示，在乳腺癌细胞中有铁调素和铁转运蛋白的表达，而且铁转运蛋白的表达受铁调素的调控。与正常乳腺上皮细胞相比，乳腺癌细胞中铁调素表达有所增加但是铁转运蛋白表达减少，从而使细胞中转运出的铁有所减少。还有研究证实，铁转运蛋白的减少程度与乳腺癌临床分期的进展程度成正相关。因此，铁转运蛋白表达降低是乳腺癌发病的独立危险因素，而铁转运蛋白的高表达以及铁调素的低表达可以提示乳腺癌预后良好。

（三）脂钙蛋白2（lipocalin2，Lcn2；24P3）及嗜铁素

嗜铁素是微生物在低铁条件下产生的特异性的Fe^{3+}螯合因子，是细菌获取铁元素的一种方式。宿主可以产生脂钙蛋白2，脂钙蛋白2与嗜铁素结合后可以阻止病原菌对铁的摄取，使细菌的生长得到抑制。近期有研究发现，哺乳动物细胞自身也可以产生嗜铁素，存在与微生物相似的摄铁机制。哺乳动物体内，细胞分泌的脂钙蛋白2与螯合了铁的嗜铁素相结合，随后与其表面的受体结合而内化，即可释放出嗜铁素结合的铁，细胞内的铁含量增加。反之，如果脂钙蛋白2与未螯合铁的嗜铁素相结合，当其结合受体而内化后，则会螯合细胞内的铁，随之将铁转运到细胞外，从而降低了细胞内的铁含量。嗜铁素还参与铁从胞浆到线粒体的转运。当嗜铁素缺乏时，从胞浆转运至线粒体的铁减少，导致铁在胞浆积聚，细胞内铁的聚积也会导致活性氧水平增加，进而损伤细胞。而线粒体铁的缺乏则会导致一系列铁依赖的反应过程无法正常运行。

脂钙蛋白2可能参与肿瘤的发病并影响肿瘤的预后。有研究表明，小鼠的Lcn2基因被敲除后，其乳腺肿瘤在发生、多样化和体积增大等方面都有所延迟。除此之外，脂钙蛋白2还通过促进金属基质蛋白-9的活性（一种与肿瘤侵袭有关的酶）影响肿瘤的进展。

（四）铁蛋白

研究显示，铁蛋白可以作为恶性肿瘤标志物之一。多种实体瘤患者的血清铁蛋白水平明显增加，如肝癌、肺癌、胃癌、乳腺癌、神经纤维母细胞瘤、霍奇金淋巴瘤、卵巢癌、胰腺癌等。

二、铁超载与肿瘤

（一）铁超载与乳腺癌

乳腺癌的发生与家族史、雌激素水平、肥胖以及饮食因素有关，近年来发病率明显上升。有关研究表明，肉类饮食可能增加女性绝经后乳腺癌的发病风险；一项关于中国女性乳腺癌患者的研究报道提示，血红素铁的摄取量增加了乳腺癌的患病风险；还有研究进一步证实，饮食铁和红肉的摄取与绝经后侵袭性乳腺癌的发病呈正相关。以上结果均提示，铁与乳腺癌的发生密切相关。这是因为，绝经前与绝经后妇女最显著的生理区别除了雌激素水平外，就是铁状态。妇女经血停止后，血清铁水平可以高于绝经前2～3倍，铁可能通过与雌激素代谢或羟基相互作用参与乳腺癌的发生。最新的研究证实，乳腺癌患者的总铁和非血红素铁较正常对照组明显减少，而血清铁水平却明显高于对照组。相关的机能学研究提示，血液循环中的雌激素可以促进铁从铁蛋白中释放，导致血清铁过多，进而引起过多自由基产生，加强了雌激素的致癌作用，乳腺癌的发病风险随之增高。还有学者发现，乳腺肿瘤组织中的铁确实明显高于正常组织，证明乳腺癌在进展过程中可能需要更多有生物活性的铁。因此，推测乳腺组织中铁的病理性沉积可能与乳腺癌的发生和进展有关。然而，也有报道称，血清铁以及饮食中铁摄取与乳腺癌的发生风险无明显相关性。但是，每天饮用20g酒精的妇女，其铁和血红素铁的摄取与乳腺癌发生呈正相关，以上说明铁可能与其他致癌因素之间存在某些相互作用，最终促进癌症的发生。如前所述，遗传性血色素沉着症基因HFE对维持铁稳态起到了关键性作用。HFE突变与肝癌、结肠癌发病密切相关。有研究表明，HFEC282Y纯合子患者发生乳腺癌的风险是无C282Y突变个体的2倍。调查显示，HFEH63D纯合子的土耳其妇女与乳腺癌风险呈正相关，在俄罗斯妇女中，HFEH63D与乳腺癌、卵巢癌均呈正相关，此相关性随年龄的增加而增加。综上所述，铁与雌激素的水平可能与绝经后妇女乳腺癌的发生和进展密切相关。

（二）铁超载与结肠直肠癌

统计显示，结直肠癌（Colorectal cancer，CRC）的发病率以每年4%递增。人类结肠中含有较高浓度的铁，因此，推测铁可能与结肠癌的发生发展有着密切联系。

多项人类流行病学的调查研究显示，外源性食物摄入铁或内源性体内贮存铁均与结肠癌的发生有一定的相关性。禽畜肉中含血红素量高而带红色，称为红肉；其中含血红素量最高的牛肉更呈暗红色。Nelson等认为西方国家结肠癌发病率相对较高，其原因很可能与长期食用富铁的红肉有关。西餐肉类以牛肉为主，血红素的铁被卟啉环包裹后难被小肠吸收，对肝脏影响也较小，但是到达大肠后，在细菌等因素的作用下，卟啉环被破坏，铁释放出来后可直接作用于结肠，引发病变。Santarelli等的流行病学研究结果证实，红肉的多量摄取确实可以增加结直肠癌的患病风险。也有学者发现，大量红肉的摄食与结直肠癌的癌前病变——腺瘤的发生呈正相关。还有研究发现，腺瘤的发生随血清铁饱和度的增加而增多，证明体内铁水平能够影响结肠黏膜的生长状态。最新的有关肉食中血红素铁与结直肠癌风险的分析显示，肉食中血红素铁可以促进结直肠癌的发生。其机制可能为：①血红素铁可能通过催化内源性致癌物质N-亚硝基化合物的形成促进癌症的发生；②血红素铁通过催化脂质过氧化反应，形成有细胞毒性和遗传毒性的醛类物质。HFE纯合子C282Y突变的血色素沉着症患者结直肠癌的患病风险增加了两倍，再次说明铁与结直肠癌的发病密切相关。

很多动物实验也证实了铁与结直肠癌的相关性。大鼠补充铁剂后，在结肠盲肠降低了锰超氧化物歧化酶的活性，增加了脂质过氧化物以及自由基的产生能力，从而增加了结肠隐窝的变异。红细胞的溶解物具有细胞毒性，研究发现，喂食了血红素的大鼠粪便中的水分较对照组具有更高的毒性，而将血红素添加到对照组大鼠粪便中的水中却未增加其毒性作用。以上结果提示，饮食中血红素代谢后可能在结肠中产生了未知的但却有较高毒性的物质。将敲除了HFE基因的小鼠分别喂食标准铁饮食与低铁饮食，对比观察发现，标准铁饮食的小鼠结肠组织中丙二醛的浓度增高。表明饮食中的铁含量与HFE基因型可能在增加结肠组织的氧化损伤中具有协同效应。临床研究显示，慢性溃疡性结肠炎的患者在补充铁剂矫正缺铁性贫血的过程中，结肠癌的发病率较无慢性溃疡性结肠炎的患者有所增加。C57BL/6J雌性小鼠长期饮用含有右旋糖酐硫酸酯钠的水后导致溃疡性大肠炎，同时给予这些小鼠富铁食物后能明显增加结肠癌的发病率，然而同时给予抗氧化剂乙酰半胱氨酸喂食后，直肠癌细胞和正常上皮细胞出现了明显的凋亡，即抗氧化剂能够降低结直肠癌的发病率。因此，铁超载可能通过增加氧化/硝基化应激反应，增加黏膜的变异，导致结直肠癌的发生发展。

（三）铁超载与肺癌

肺癌是癌症死亡的首要原因，在我国的发病率呈逐年上升趋势，因此，引发肺癌的致病因素越来越受到人们的关注。职业性吸入含铁粉尘可以增加肺癌的发病率。苏联学者谢列波洛夫等收集了大量资料后发现，家庭作坊作业中，从事用氧化铁粉末磨光钟表零件的研磨工和其家庭成员更易患肺癌；世界各地铸钢铸铁工、钳工等在含铁粉尘环境中作业者，肺癌的发病率显著增加；欧美国家铁矿场的矿工支气管癌患病率较高。其中，一项1958～1964年的统计显示，乌克兰的某个赤铁矿的铁矿工患肺癌的死亡率比同一地区的其他职工高出9.7倍。我国重庆某个钢铁厂的粉尘作业工肺癌发病率比非粉尘作业工高2倍，同时发病年龄比附近居民大约提早5年。一项有关30例肺癌患者与健康者血清铁水平与肺癌的关系分析显示，肺癌患者较健康人的血清铁水平明显增高。有学者认为，人类吸入的铁化合物中虽然也含有多环芳烃、镍、铬等致癌物质，但是证据显示，铁也是吸入的粉尘中一项主要的致癌危险物。在中国鞍山的钢铁企业中，肺癌、胃癌和结肠癌的患病比例以及死亡率均明显上升。研究证实，不仅吸烟、柴油机废气和低剂量辐射等因素可以引发肺癌，铁粉尘的接触也是肺癌高发的重要原因。铁粉尘致癌的原因可能是因为矿物质粉尘在水介质中氧化过程活跃，形成过多的氧自由基，继而造成氧化应激损伤，损伤细胞DNA甚至激活原癌基因，引发癌症。煤粉尘具有氧化还原活性，可以诱导产生大量的铁蛋白。有研究表明，含有Fe_3O_4的铁矿物以及磁铁矿等可诱导叙利亚仓鼠胚胎细胞形态转化，而铁螯合剂可以消除这些铁化合物的转化作用，以上进一步说明铁可以诱发肺癌。除了职业环境粉尘可以引发肺癌之外，最近的一项调查显示，红肉食用量与男性肺癌发病呈正相关，但与女性肺癌的发病相关性较小。红肉中摄取血红素铁的量也与肺癌的发生呈正相关，此相关性男性明显高于女性。Mahabir等进行的一项研究发现，在妇女人群中，铁的摄入总量反而与肺癌的发生呈负相关，意味着在一定范围内，铁摄入得越多则肺癌的发生率越低。

（四）铁超载与肝癌

肝癌是一种常见的恶性肿瘤，病毒性肝炎、酒精、烟草等致癌因素均可导致肝癌的发生。肝脏是重要的铁代谢和铁储存的器官，研究发现，铁超载可能也是导致肝癌的重要诱因。南部非洲国家的土著居民常用铁锅煮制食物，用铁桶或者钢桶制备和储存啤酒，同时这些人群有大量饮用啤酒的习惯，因此，每日摄入铁量高达100mg。调查显示，经常饮用啤酒的男性其血清铁蛋白随年龄增长而增高。40岁时，其中37%的人血清铁蛋白会达到1000μg/L。对南非黑人城市约翰内斯堡中30岁以上人群的统计结果显示，有81%的人体内含铁血黄素增加，10.3%以上的人发生了肝硬化，3%的人发生了肝脏肿瘤。东南亚国家和我国东南部是肝癌的高发区域。高铁的地质因素很可能是肝癌发生的重要原因之一。上述地区土质以富铁的红壤和赤红壤为主，高铁氧化物呈现红色。高铁含量的土壤必然使饮用水和粮食蔬菜也相应高铁，增加了当地居民的铁摄取量。调查证实，我国江苏启东县肝癌高发区土壤含铁量明显增加。还有研究发现，遗传性血色素病患者的肝脏比正常肝脏具有特征性高水平的铁，肝脏中铁沉积过多会造成肝脏损伤，进一步引发肝纤维化、肝硬化甚至肝癌。西方国家人群中，肝细胞肝癌很少发生于无肝硬化的患者，但是在无肝硬化发生的肝癌患者中，超过50%的患者有轻度铁超载。以上数据说明，铁超载是肝癌的危险因素之一。流行病学统计发现，患血色素沉着症的高加索人群中，肝癌发生率为1万人中有50~80例；美国，1979～1992年的血色素沉着症患者中，有60%被证实死于肝细胞癌；欧洲许多国家的流行病学调查分析也显示，血色素沉着症患者中肝癌的发生与铁超载有着密切联系；非洲的铁超载疾病是肝癌发病的重要危险因素。在患有肝硬化的C282Y纯合子患者，进展为肝癌的风险增加了19倍。C282Y杂合子在肝癌患者中显著增多，这与铁超载和肝内过多的铁沉积有关。研究还发现，如果血色素沉着症患者同时还患有其他肝脏疾病，如酒精性肝硬化、乙型肝炎或丙型肝炎相关性肝硬化等，其发展成肝癌的风险会显著增加。这是因为铁可以引起上述疾病迁延不愈，并进一步恶化进展的结果。

目前，评估肝铁含量在肝癌发展中作用的临床研究结论尚有争议，但肝脏内过多铁沉积是促进肝脏疾病进展的一种复合因素。铁超载通过增加氧化应激，损伤肝细胞并影响肝硬化患者的自然病程，甚至进一步发展成为肝癌。

（五）铁超载与肾癌

肾脏是铁代谢的主要器官，流行病学尚无肾细胞癌与人类基因突变引起的铁代谢紊乱之间相关性分析。但是，有研究证实，钢铁厂工人患肾细胞癌的风险明显增大。虽然尚未确定何种特异性的铁化合物可以引发肾细胞癌，但以上研究显示，职业因素是肾细胞癌发生的原因之一。啮齿类动物中，Fe-NTA是肾细胞癌的致癌因素。重复腹腔注射Fe-NTA后可以诱导肾小管上皮氧化应激损伤，甚至引发肾细胞癌。研究还证实，Fe-NTA是较Cu-NTA更为有效的导致肾细胞癌的因子，具有更短的成瘤时间和更高的致瘤概率。说明铁在形成肾细胞癌的过程中起到了一定作用。

（六）铁超载与卵巢癌

HFE突变与卵巢癌的发病风险和预后存在一定联系。有学者发现，卵巢癌患者C282Y的突变频率明显高于正常对照组，且C282Y的突变与卵巢癌的发病呈正相关。在卵巢癌患者中，C282Y突变患者的生存率明显低于无突变者。以上结果证实，C282Y的突变可能促进了卵巢癌的进展。HFE蛋白C282Y突变后，可能增强了掠夺铁的能力，且有利于肿瘤细胞的生长增殖。

（七）铁超载与其他肿瘤

有研究证实，铁超载可以促进鼠类皮肤化学性诱导的肿瘤发生，反之，给予低铁饮食，可以降低实验动物皮肤癌的发生率或每只鼠的肿瘤数量。还有报道显示，食管癌、白血病、子宫内膜癌、黑色素瘤、神经胶质瘤等多种肿瘤的发生均可能与铁代谢的紊乱密切相关。

三、铁超载可能的致癌机理

（1）铁是肿瘤生长的必需因子。

葡萄糖代谢、核糖合成以及DNA的合成代谢等环节均需要铁的参与，铁超载能够促进DNA的合成以及组织的增生，促进肿瘤的形成。乙肝病毒发现者Blumberg发现，富铁的肝细胞对乙肝病毒更为易感且更加支持病毒的复制，而慢性乙肝病毒携带状况正是肝癌发生的重要危险因素。

（2）铁促进氧化应激。

过量的铁可以产生大量的氧自由基，并进一步引起氧化应激反应，造成细胞的损伤，甚至DNA损伤乃至细胞恶变。除此之外，线粒体、内质网的损伤使钙外流增加，胞浆钙离子浓度剧增，钙离子可以作为生物信使，活化众多的酶类物质，促进细胞进入有丝分裂增殖状态。

（3）铁超载破坏机体的免疫监视功能。

体外实验研究证实，浓度≥125μM的铁结合于各大小生物分子后，可抑制单核巨噬细胞系统的吞噬和杀伤能力；2nM浓度的铁蛋白即可抑制T淋巴细胞的功能；浓度在10～100μM之间的铁可以干扰人类外周血淋巴细胞的识别位点；过多的铁还可以抑制正常的B和T淋巴细胞从血液系统迁徙进入淋巴结和脾脏。

（4）铁超载拮抗其他营养物质。

研究发现，在动物喂养试验中，高铁可抑制锌在消化道的吸收。当机体铁超载血清铁蛋白水平升高时，血清锌的水平则下降，此种现象见于各种恶性肿瘤患者。反之，锌也可干扰铁在消化道的吸收至。铁超载促进活性氧的产生，这导致维生素E和维生素C等抗氧化活性的营养物质耗竭。锌和维生素E等营养物质对细胞的正常代谢和分化以及机体免疫功能的调节均具有重要的作用，高铁引发的这些营养物质的缺乏必然会引起细胞生长分化紊乱，免疫机制缺陷，促进肿瘤的形成。

第七节　铁代谢与感染性疾病

生物性致炎因子可以引起感染，如细菌、病毒、寄生虫等。研究发现，很多感染性疾病经常伴有着不同程度的铁代谢变化，同时铁也参与了此类疾病的发生、发展以及预后的过程。病原体感染导致的疾病与铁代谢的变化之间的关系正受到越来越多的关注。多种铁相关蛋白参与了机体的免疫反应，通过调节巨噬细胞的铁代谢起到抑菌和杀菌的作用。

一、铁代谢相关蛋白与感染

1.铁蛋白

被人体吸收的铁可以存储在铁蛋白中。一方面，铁蛋白可以储存机体中的过剩铁，避免发生铁中毒，另一方面，当铁摄入不足时，铁蛋白可以将铁释放再被组织细胞利用。有研究发现，机体在受到脂多糖和病原菌刺激后，其铁蛋白的含量会有所改变，因此，铁蛋白与机体的免疫反应之间具有一定的相关性。

2.转铁蛋白和转铁蛋白受体

转铁蛋白的主要作用是将铁离子运送到机体的需铁部位或运输到红细胞以供合成血红蛋白。转铁蛋白具有螯合铁的能力，能够抑制细菌和病毒对铁的摄取，从而抑制其生长。转铁蛋白受体与转铁蛋白结合参与铁的吸收和调节。转铁蛋白受体能够提供T细胞激活所需的第二刺激信号，因此，在T细胞激活的过程中显示出重要的免疫调节作用。除此之外，转铁蛋白受体可能也参与了T细胞激活的抗原非依赖途径。

3.乳铁蛋白

乳铁蛋白是高亲和性的铁结合蛋白，是一种不完全饱和的铁蛋白，可以清除组织中的游离铁。大量研究证实，乳铁蛋白具有直接的抗感染功能。研究发现，外源性乳铁蛋白对铁的螯合能够纠正β2M基因敲除的小鼠结核病的恶化；乳铁蛋白的铁螯合作用还可以对抗绿脓杆菌；乳铁蛋白可以抑制囊肿性纤维化患者生物膜的形成；用乳铁蛋白喂养小鼠后可以降低内毒素在肠道的负担。除此之外，乳铁蛋白的蛋白序列包含了防御素样肽，表明乳铁蛋白对变形链球菌、白色念珠菌以及各种肠道杆菌都有杀菌活性。免疫细胞中经常存在脱铁离子的乳铁蛋白，对Fe^{3+}具有强螯合性，能够竞争性地抑制细菌摄取铁，起到较强的杀菌和抑菌作用。但是对于本身可以制造或利用乳铁蛋白的微生物，乳铁蛋白则没有很好的抗菌性能。

4.膜铁转运蛋白

巨噬细胞可以通过膜铁转运蛋白将铁由胞内转运进入血浆。有研究用小鼠J774巨噬细胞过表达膜铁转运蛋白后研究铁的代谢对感染过程中一氧化氮释放的影响。研究发现，巨噬细胞受到脂多糖或结核分枝杆菌攻击后，NO合成增加，而巨噬细胞表达的膜铁转运蛋白却明显下降。过表达膜铁转运蛋白的J744巨噬细胞受到脂多糖或结核分枝杆菌攻击后，iNOS蛋白的表达上调明显减少，限制了巨噬细胞的杀菌活性。而INF-γ能够逆转膜铁转运蛋白过表达对NO的抑制作用。以上研究结果证实，膜铁转运蛋白可以减弱巨噬细胞介导的免疫反应。

5.铁调素

铁调素也称为肝脏抗菌多肽，主要在肝脏合成，单核巨噬细胞也可产生低水平的铁调素。铁调素的主要功能是通过调节铁的吸收、储存和释放，维持机体铁代谢的相对稳定状态。炎症时，肝脏可以迅速产生大量铁调素，释放入血后参与炎症反应。虽然巨噬细胞表达的铁调素较少，但是在细菌、LPS或IFN-γ等炎性刺激下，单核巨噬细胞表达的铁调素量也可升高20～80倍。

6.铁调蛋白

铁调蛋白是青少年血色病的致病基因，也是一种铁代谢关键基因。铁调蛋白的基因突变会导致机体吸收过多的铁，器官组织铁离子过度蓄积会引发一系列疾病。浙江大学医学院王福俤教授等研究发现，铁调蛋白基因全敲除的小鼠容易对大肠杆菌、鼠伤寒杆菌以及金黄色葡萄球菌等腹腔细菌产生急性感染。感染致死剂量的细菌后，基因敲除小鼠的存活时间比对照组小鼠缩短至48h，且死亡率高达2～3倍。研究提示，铁代谢关键基因参与了免疫感染的调控。

7.天然抵抗力相关巨噬细胞蛋白

巨噬细胞内的病原菌能否存活，除了病原菌自身的生理特性和相关基因外，也受到巨噬细胞基因的控制。天然抵抗力相关巨噬细胞蛋白（natural resistance-associated macrophage proteins，Nramp）是一种广泛分布的膜蛋白家族，有Nramp1和Nramp2两种类型。Nramp1是一种用来抵抗利什曼原虫、结核分枝杆菌等病原体入侵的膜蛋白，IFN-γ的刺激可以上调Nramp1的表达，巨噬细胞吞噬病原微生物后，即形成吞噬小体，吞噬小体膜上有Nramp1的存在，可以将吞噬小体内包括铁在内的二价阳离子排出，导致吞噬小体内Mn^{2+}和Fe^{2+}等离子浓度下降，吞噬小体内细菌不能摄取足够的Mn^{2+}和Fe^{2+}，使得病原体的正常代谢无法运行，影响细菌对巨噬细胞活性氧的抵抗力，最终细菌被巨噬细胞杀伤降解。因此，Nramp1抵御胞外病原菌入侵的一个可能机制就是把铁从吞噬小体中泵出到胞外，从而限制病原菌获取铁离子。

除了直接影响微生物繁殖之外，机体内的铁还会影响到机体的先天免疫和获得性免疫。有实验发现，缺铁会下调T细胞的反应性，铁缺乏实验小鼠的T细胞显示出抗原特异性的下降。对比研究发现，铁超载小鼠可以降低接触介导的敏感性反应。但是，铁缺乏小鼠的免疫缺陷更为广泛，包括降低IgM和IgG的血清水平、降低迟发型超敏反应、减少接触介导的灵敏性、破坏T细胞的活化等。细胞因子和铁调节蛋白之间也有着复杂的联系，比如IL-6可以诱导铁调素表达，降低血铁含量，因此，感染性贫血患者通过这种联系限制了病原菌对铁的摄取。总之，铁超载宿主既可以增加病原体的易感性，也可以直接损害机体免疫功能，与炎症反应密切相关。

二、铁代谢与细菌感染

1.铁代谢与结核分枝杆菌感染

铁不仅是机体和病原微生物生存都必不可少的物质，也是各种病原微生物毒力表达的必须因子。微生物在巨噬细胞内存活需要铁。研究发现，被结核分枝杆菌感染的小鼠分别用高铁饲料和正常饲料喂养，高铁饲料喂养组小鼠感染的死亡率明显高于普通饲料喂养组小鼠。还有实验证实，体内含铁量高的正常小鼠对结核分枝杆菌更为敏感，而限制铁的摄入能够延缓结核分枝杆菌在体内的生长。但是，实验小鼠对铁的无限制摄取则会导致结核分枝杆菌铁中毒进一步引发氧化应激反应，使细菌生长停止。有临床研究证明，肺结核患者的铁摄取量与致死风险二者之间呈成正相关。一项最近的研究显示，抑制人骨髓巨噬细胞中寄生的结核分枝杆菌对铁的摄取后，能有效提高对该菌的杀伤力。对肺结核分支杆菌的基因组分析也发现，铁是其编码四十余种酶的重要辅助因子。由此可见，充足的铁供给是结核分枝杆菌在宿主体内生长和繁殖的必要条件。

2.铁代谢与幽门螺杆菌感染

胃溃疡病、胃炎、胃部肿瘤等胃部疾病的发生和进展均与幽门螺杆菌（HP）感染有一定的相关性。HP感染通过影响机体的铁代谢，导致人体铁缺乏甚至血缺铁性贫血。胃部疾病引起的胃黏膜细胞损伤，降低胃酸的分泌，当胃酸缺乏时，食物中的3价铁不能被还原为2价铁，影响肠道对亚铁的吸收，引起铁缺乏。同时，HP感染引起的胃炎和十二指肠炎等还伴有上皮细胞的功能紊乱，包括上皮细胞渗透性增高以及胃黏膜细胞凋亡增多等，加之严重损伤引起的消化道出血，均可引起铁从胃、十二指肠黏膜流失过多，导致铁减少。此外，铁也是HP生长所必需的生长因子，HP与宿主竞争获得铁。有研究显示，胃和十二指肠黏膜中的乳铁蛋白会因HP感染的感染而增加，HP通过与乳铁蛋白结合的方式来获取铁。胃部疾病引起缺铁性贫血时，机体在补充外源性铁的过程中也促进了HP的生长，如此造成恶性循环。除此之外，HP感染还可通过诱发自身免疫反应导致缺铁的发生。综上所述，HP通过造成机体对铁的吸收减少、引起机体铁流失、与机体竞争铁以及诱发自身免疫等方式导致机体缺铁。

3.铁代谢与肺炎克雷伯杆菌感染

肺炎克雷伯杆菌是一种重要的条件致病菌，其致病性与铁载体密切相关。铁载体是细菌缺铁时分泌的一种低分子物质，与铁离子有很高的结合能力。肺炎克雷伯杆菌通过铁载体与宿主竞争铁，引起机体缺铁。还有研究证实，经非肠方式给予铁剂后，机体对肺炎克雷伯菌感染的敏感性出现了显著的增加。

三、铁代谢与病毒感染

铁超载引起疾病时，肝脏是受累的主要靶器官，而铁与病毒等肝脏毒性物质协同作用时，能够加重对肝脏的损伤作用。细胞内的铁会促进病毒的复制，如人类免疫缺陷病毒感染以及肝炎病毒感染时，均需要铁参与病毒的复制。病毒复制后会侵袭细胞，造成细胞损伤。

研究证实，乙肝病毒携带者的血清铁和铁蛋白较非携带者均明显增加，乙肝病毒在肝细胞内的复制过程中能刺激铁蛋白的合成，导致肝铁的增加。同时，肝铁增加也会促进肝细胞内病毒的复制。在慢性丙型肝炎病毒感染的患者中，也发现了血清铁水平的增加，并伴有轻至中度的肝脏铁沉积。轻度的肝脏铁沉积即可激活肝脏星状细胞，活化的星状细胞促进胶原的生成进而形成肝纤维化。综上所述，铁超载既可能是病毒性肝炎肝脏损伤的结果，也可能是加重肝损伤的原因之一。

病毒性肝炎如何导致肝内铁沉积的呢？首先，与体内铁的重新再分布有关，体内多余的铁会以铁蛋白和含铁血黄素的形式沉积于在肝脏或其他脏器中；也可能是肝细胞对铁的某个摄取环节中，功能异常亢进的结果；慢性丙型肝炎病毒感染诱发的氧化应激会加速铁的吸收，而铁过多又会进一步加重氧化应激和脂质过氧化反应，如此恶性循环造成肝细胞的损伤、增殖和纤维化，甚至发展成为肝硬化和肝癌。铁在病毒性肝炎中的作用可以归纳为以下几个方面：①免疫修饰作用；②铁超载引起的肝脏损伤，如诱导凋亡、纤维化和致癌作用等；③促进病毒的增殖繁殖。因此，铁超载能严重影响肝脏的生理和病理过程，有效控制肝脏铁含量，对肝脏疾病的预防与治疗有着重要的临床意义。

四、铁代谢与寄生虫和原虫感染

寄生虫感染也可引起宿主铁代谢的变化，如血吸虫感染后引起的贫血与宿主的铁代谢有关。有学者用遗传性血色素病转基因小鼠感染血吸虫，研究铁代谢与血吸虫感染的相关性。结果发现，感染血吸虫前机体内铁增加可以促进疾病发展过程中肉芽肿的纤维化，而血吸虫感染可以引起肝脏铁减少。还有研究发现，一些原虫，如锥虫，感染后可以引起贫血。在锥虫急性感染时，铜蓝蛋白和转铁蛋白有所增加；慢性锥虫感染时铁的输出受阻，更多的铁以铁蛋白的形式储存下来，导致贫血的发生，贫血程度可以作为评价感染程度的可靠指标。宿主铁含量的降低可使锥虫的感染能力下降。孕鼠感染弓形虫后可引起血清铁蛋白的降低，这可能是由于弓形虫感染引起的炎症反应，促进肝脏产生铁调素，导致机体铁含量的降低，同时弓形虫的复制过程也需要有铁。

综上所述，铁代谢在多种病原微生物感染和致病过程发挥了重要作用，铁代谢的研究将为感染性疾病的防治提供新的思路。

第五章　铁超载心肌病变

亚铁离子（Fe^{2+}）和铁离子（Fe^{3+}）对于细胞新陈代谢和许多细胞酶功能而言至关重要。因此，机体内铁的浓度需要精确控制在正常的生理状况内。离子的生物重要性很大程度是由其作为过渡金属的化学特性引起的，其中，Fe^{3+}和亚铁Fe^{2+}状态之间很容易进行氧化还原反应。铁元素是构成血红素蛋白如血红蛋白、肌红蛋白和细胞色素p450系统、铁硫蛋白和许多其他蛋白的基本元素，这些蛋白是细胞新陈代谢必不可少的。在生理状况下，铁元素运输高度保守，并通过涉及转铁蛋白及其受体以及其他铁转运蛋白的负反馈调控机制进行控制。在各自的临床条件下包括原发性血色沉着症和自发性铁超载以及环境因素的变化，铁的代谢会受到扰动，并引起慢性铁超载及其相关的发病率和死亡率。在全球范围内，由于儿童死亡率的降低和输血的广泛应用，铁超载的状况正在快速增高。

在铁超载状况下，循环中的铁元素会超出血浆转铁蛋白的铁结合能力，并引起具有高反应活性的非转铁蛋白结合铁的出现。非转铁蛋白结合铁绕过控制细胞铁摄入和代谢的正常负反馈调控机制进入细胞内。非转铁蛋白结合铁的过量摄入以及有效铁排泄途径的缺乏会造成细胞内不稳定铁池的扩张以及活性氧自由基的生成，引起细胞膜脂质的过氧化反应，并对细胞蛋白造成氧化性损伤。铁调节的细胞损伤在多发性紊乱中起着关键的病理生理学作用，包括急性铁中毒、铁超载原发性心肌病变、弗里德赖希共济失调相关的心肌病变和铁超载背景下的心肌缺血再灌注损伤。

第一节　铁超载状况

原发性（遗传性或先天性）血色沉着症是一种常见的遗传性疾病，该疾病有四种不同的亚型。在该情况下，铁的过量积聚首先会引起肠胃细胞的铁吸收升高和其他组织和细胞类型中铁代谢异常。I型原发性血色沉着症（通常称之为遗传性血色素沉着症）是一种与HFE基因突变有关的常染色体隐性遗传病，HFE基因会参与胃肠道铁吸收的控制。HFE基因突变涉及在282（C282Y）位置上半胱氨酸被络氨酸替代的单碱基变化或63（H63D）位置上组氨酸被天冬氨酸替代的单碱基变化（表5-1-1）。两种突变的分布与C282Y突变是不同的，C282Y突变几乎仅仅局限在北欧血统，其等位基因频率大约为10%，而H63D突变发生在地中海/中东地区以及印度次大陆地区，等位基因频率大于5%。除了传统的（I型）血色沉着症之外，许多其他

表5-1-1 原发性血色素沉着症患者心脏疾病的超声心动图评估

年龄	性别	Ferritin（ng/mL）	患者	超声心动图（多普勒）	超声心动图（结构）
34~70	6/4	18~11，700	PH	N/S	↓EF，↓FS，↑EDD，↑MI，↔FWT
22~77	17/1	25~2080	PH	↑IVRT，↑MV TVI，↔E，↔A，↔E/A，↔DT，↔S，↔D，↔S/D，↔AR，↑ARdur	↔EF，↓FS，↑LA，↔EDD，↔MI，↑ST，↑FWT
27~64	30/6	>150 in F >350 in M	PH	N/S	↔EF，↓FS，↑LA，↔EDD，↔ESD，↑MI，↑ST，↑FWT
30~74	30/13	>400	PH	↓ESR，↑ASR	N/S
≥21	16/13 14/7	1164 ± 886 128 ± 262	PH	↔E，↑A，↑ATVI，↑ATVI，↓E/A，↔DT，↔IVRT，↔E'，↔A'，↔4E'/A'，↔ESR，↔ASR	↔EF，↔MI，↑AF
46 ± 16	26/7	↑but N/S	HCM+PH	↑IVRT，↔E，↔A，↔E/A，↔DT，↔Adur，↓ETVI，↔S，↔D，↔S/D，↔AR，↑ARdur，↓S'，↓E'，↓A'	↓EF，↔FS，↑LA，↑EDD，↔ST，↔FWT，↑MI

注引自：COLM J. MURPHY，et al. Iron-Overload Cardiomyopathy：Pathophysiology，Diagnosis and Treatment. Journal of Cardiac Failure，2010，16：893。

类型的原发性血色沉着症（Ⅱ型、Ⅲ型和Ⅳ型）也与铁代谢中涉及的不同蛋白质中的突变有关（表5-1-1）。

与原发性血色沉着症不同，次发性铁超载主要发生在遗传性贫血症患者中，包括α-地中海贫血、β-地中海贫血和镰状细胞性贫血（表5-1-1）。在这些患者当中，铁的过量接触和次发性铁超载会相继发生，这主要是由于无效性红细胞生成背景下的反复输血以及胃肠道铁吸收升高造成的。儿童因感染和营养不良引起的死亡率的降低以及长期输血的使用导致地中海贫血症患者和镰状细胞贫血症患者中铁超载的发病率日益升高。地中海贫血症主要起源于地中海地区、非洲、中东地区、印度次大陆和东南亚地区，有研究估计部分地区的等位基因频率在3%到10%之间，但是在特定的亚种群中，等位基因的频率可高达30%～40%。镰状细胞性贫血是最为常见也是最严重的一种镰状细胞疾病，这种疾病是由于镰刀状细胞血红蛋白纯合子的存在引起的，大部分发生在非洲血统的个体中。在美国，9%的非裔美国人具有镰刀型贫血特质，每600人中就有一人患有镰状细胞性贫血。

有60%～80%的骨髓增生异常综合征患者将会发展为贫血症，并且80%～90%的患者需要输血治疗，这与铁超载原发性心肌病变和心力衰竭的发展是联系在一起的。除了地中海贫血、镰状细胞疾病和骨髓增生异常综合征之外，几种其他的临床紊乱也与次发性铁超载有关，包括铁粒幼红细胞性贫血、急性髓性白血病、先天性红细胞生成障碍性贫血和慢性肾功能衰竭（静脉补铁）。

第二节　铁超载原发性心肌病变的病理生理学

1964年，在α-地中海贫血的儿童和青壮年中进行的铁超载原发性心肌病变和心力衰竭的经典且重要的介绍强调了这种紊乱的临床重要性。在20~30周岁之间，世界范围内铁超载原发性心肌病变是心脑血管死亡的常见原因。的确，在欧洲北美和中国重型地中海贫血患者中，铁超载原发性心肌病变是决定患者存活时间最重要的决定因素。尽管铁的螯合治疗已经广泛用于铁超载的治疗当中，但是最近的数据显示，铁超载原发性心肌病变和死亡率的增高在这些患者当中依旧非常常见。对β-地中海贫血的长期随访研究已经确认，心脏中铁的累积水平与心脏疾病和死亡率直接相关，而原发性血色沉着病和心血管疾病在患者的发病率和死亡率中同样也起到了显著的作用。

不管其来源如何，铁超载原发性心肌病变都以限制性心肌病为特征，并具有显著的早期舒张期功能障碍，这些功能性障碍会最终发展为晚期扩张型心肌病（图5-2-1）。有研究证实，舒张期功能障碍是铁超载患者死亡率升高的一种独立的预后标记物。其他风险因素如心肌炎症、载脂蛋白E多态性（低抗氧化能力的一个指示剂）和锰超氧化物歧化酶（抗氧化能力的一个指示剂）也可能会发生变化，并会促进铁超载患者心力衰竭的早期发作。在研究表明，患有原发性血色沉着病患者多种不同的氧化应激生物标记物都会升高，包括红血球麸胱甘肽还原酶、血脂氧化产物以及与舒张期功能障碍有关的绿过氧物酶。原发性血色沉着病突变也倾向于阿霉素诱导的心肌病变癌症患者。慢性铁超载也会引起多种不同的心律失常，包括房室传导阻滞、传导功能缺陷、心动过缓、心率加快和心脏性猝死。由于活性氧物质合成的升高以及抗氧化剂储备的下降，铁超载也会促进心肌缺血再灌注损伤。原发性血色沉着病患者在运动之后的心率恢复较低，这表明患者的压力感受器受体功能出现了微小的变化。

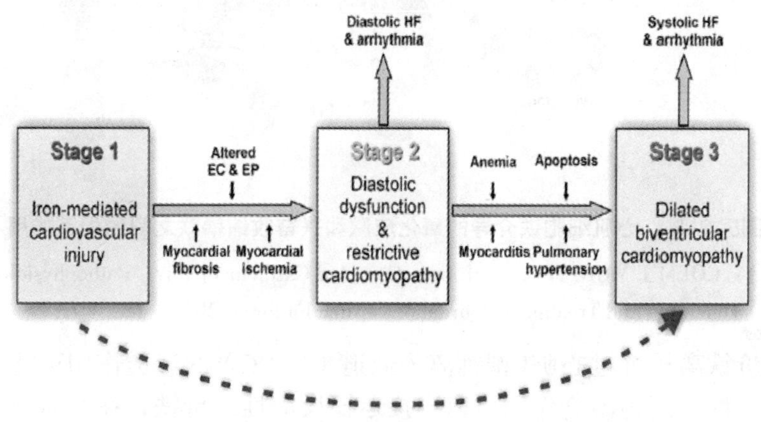

图5-2-1 铁超载性心肌病的发病进程

（引自：COLM J. MURPHY，et al. Iron-Overload Cardiomyopathy：Pathophysiology，Diagnosis and Treatment. Journal of Cardiac Failure，2010，16：890.）

铁超载的病理生理学明显受到活性氧物质通过使用细胞质不稳定铁池的芬顿反应的调节，使二价铁离子转化为三价铁离子，并生成自由基，包括具有高反应活性的羟基自由基（图5-2-2）。当铁含量升高时，过量自由基的生成会导致过氧化反应升高，并对脂肪、蛋白质和核酸造成损害，引起细胞损伤和抗氧化剂的消耗。在急性铁中毒和铁超载原发性心肌病变患者中，自由基的产生和氧化应激对原发性血色沉着病患者、β-重型地中海贫血患者和晚期肾脏疾病患者的影响已经有了明确的记录。在原发性血色沉着病患者中，锰超氧化物歧化酶基因型会对铁超载原发性心肌病变发展风险造成影响，其代表的是一种铁调节毒性修饰基因。在铁超载患者中，脂质过氧化反应的升高与非转铁蛋白结合铁之间存在强烈的负相关性。

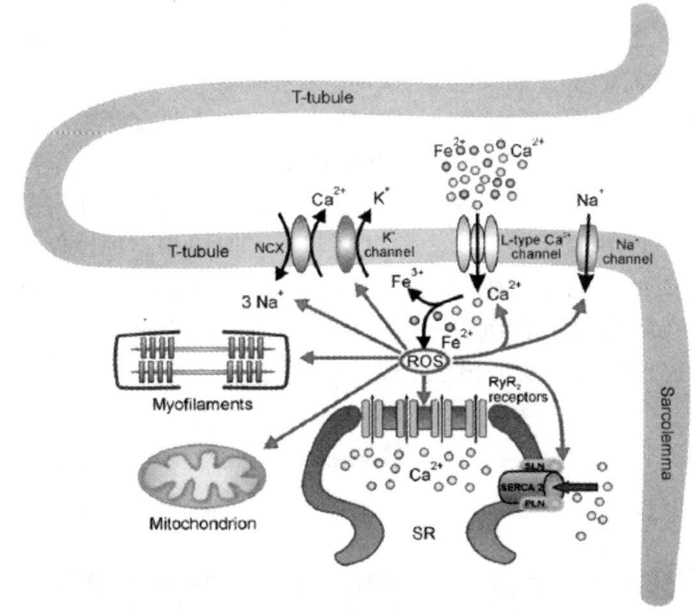

图5-2-2　心肌细胞铁介导的氧化应激和兴奋收缩耦联之间的相互作用

（引自：COLM J. MURPHY，et al. Iron-Overload Cardiomyopathy：Pathophysiology，Diagnosis and Treatment. Journal of Cardiac Failure，2010，16：891.）

二价铁离子穿过心脏L型钙离子通道（LTCC）的渗透作用可能具有显著的相关性，因为渗透作用可以直接运输反应性二价铁，在心肌细胞中，二价铁离子是兴奋-收缩耦联的主要调节器（图5-2-2）。0.5mM Fe^{2+}引起的Ca^{2+}电流失活可能会使Ca^{2+}电流的时间积分和净Ca^{2+}涌入提高50%，这可能有助于铁超载早期阶段中观察到的受损的心肌舒张功能。由于二价铁离子浓度较高（2～4mM）以及二价铁离子的竞争效应，原生性ICa，L会下降，这有助于心脏收缩功能异常（以晚期铁超载原发性心肌病变为特征）（图5-2-1）。心肌细胞兴奋-收缩耦联对细胞内的氧化还原状态具有较高的敏感度，这会引起心脏收缩性Ca^{2+}降低，心脏舒张性Ca^{2+}升高，从而引起心脏收缩受损以及舒张功能障碍（以铁超载原发性心肌病变为特征）（图5-2-2）。窦房和心房传导疾病很有可能是由于结节组织中铁的慢性沉积（及其随后的电生理学效应）结合间质纤维化引起的。在心肌纤维化的背景下，动作电势能够缩短非正常的脉冲传导，异质铁离子、铁沉积能够增加单向传导阻滞、波阵面分解和心律失常性心室再入电路建立的倾向。由于在弗里德赖希共济失调中存在细胞凋亡、细胞代谢变化，铁诱发的氧化性损伤已经与心肌细胞损失的升高联系到一起，或铁调节的心肌成纤维细胞刺激也会引起心肌纤维化的升高。

一、贫血症和血管功能障碍的作用

先天性贫血症患者中贫血症和血管功能障碍的存在能够修饰铁超载原发性心肌病变的表型。尽管正常的心肌收缩力在严重的慢性贫血症患者中可能是正常的，但是受损的心肌舒缩功能可能会被左心室（LV）功能的异常和贫血症背景下复合条件的变化所掩盖。有研究证实，在贫血症背景下，扩张的/过度肥大的左心室会增加心肌耗氧量，尽管冠状动脉造影正常，但是这依旧会引起局部缺血，并且严重贫血症患者可能会发展为高输出量性心力衰竭。在镰状细胞性贫血患者中，由于血栓形成和冠状血管的发育不良引起的血管闭塞会造成这些患者出现心肌灌注异常、心肌梗死和多发性纤维变性。

在芬兰男性人群和血色沉着病基因携带者中，机体内铁存储量的升高与心肌梗死风险的升高有关，结合传统的血管危险因素，这会引起心血管疾病风险的增加。相比之下，相较于低捐赠频率的无偿捐献者而言，高捐赠频率的无偿捐献者的氧化应激会下降，血管功能会升高。铁调节的内皮功能紊乱和原发性血色沉着病患者、β-重型地中海贫血患者和镰状细胞性贫血患者中动脉僵硬度的升高会损害冠状血流调节，并降低心脏的机械效率。除此之外，心肌衰弱血流储备的损害与镰状细胞性贫血患者中心肌衰弱功能紊乱有关。在动脉受损之后，适度的铁负载能够加速血栓的形成，这有助于受损动脉的恢复。但是，最近几项研究并没有证实血清铁蛋白或原发性血色沉着病基因型在血管功能或冠状动脉疾病中的决定性作用，这表明，这种关系比最初预计的更为复杂。

二、肺动脉高血压和右心室功能紊乱

在镰状细胞性贫血患者中，因肺部血管栓塞引发肺动脉高血压早已得到研究人员的共识。镰状细胞疾病与海洋性贫血症候群都是一氧化氮抵抗细胞慢性溶血状态的特征，这会降低一氧化氮的生物利用度，并引发血管内皮细胞功能紊乱。溶血反应会释放红细胞精氨酸酶和红细胞血红蛋白，红细胞精氨酸酶会限制左旋精氨酸的生物利用度，红细胞血红蛋白会清除一氧化氮，并引起血管内皮功能紊乱、血管收缩和血栓形成，引起肺动脉高血压，并使患者的死亡率升高。慢性血栓栓塞性疾病也会促进这些患者出现动脉高血压的症状。肺动脉高血压（三尖瓣反流速度大≥2.5 m/s）和舒张期功能障碍（二尖瓣E/A比<1）是镰状细胞疾病患者死亡率升高的独立预测因子。血浆内N–氨基端脑钠肽水平的升高是这些患者中肺动脉高血压和死亡率升高的一种重要标记物，尽管肺动脉高血压会明确促进这些患者的右心室功能紊乱，但是大部分β–重型地中海贫血和严重充血性心力衰竭患者具有独特的血液动力学模式，该模式类似于右心室心肌梗死中所介绍的模式，这表明除了左心室功能紊乱之外，患者还存在严重的右心室心肌病变（图5–2–1）。当心肌性T2*<20ms时，随着心脏铁负载的升高，右心室射血分数的逐渐下降与左心室机能下降密切相关，这表明右心室功能紊乱在涉及心肌性铁负载的心力衰竭中起着重要的作用。

三、铁超载原发性心肌病变的诊断与评估

铁超载的诊断以仔细谨慎的病例和体格检查为基础，几项公认的临床状况都与铁超载有关（表5–1–1），并且通常情况下，心脏病学家会起到顾问的作用，他们需要确定患者是否存在铁超载原发性心肌病变。铁超载是一个系统性过程，并且与疾病的多系统表现有关，包括肝脏疾病和内分泌病变，如糖尿病和垂体前叶功能紊乱。在疑似次发性铁超载的患者中，临床评估的重要方面包括确定患者需接受的静脉输血或静脉补铁的累计单位。临床医生可以利用数项生物化学研究和基因研究、成像模式和可能的心内膜心肌活检评估患者是否存在铁超载原发性心肌病变。在铁超载原发性心肌病变中，心脏收缩功能的下降是相对较晚的一个发现，其阐述了早期心肌铁沉积检测中，检测工具灵敏度的重要性。

四、生化评估和遗传研究

在绝经前期的妇女中，血清转铁蛋白饱和度大于45%，血清铁蛋白水平大于200mg/L，在男性和绝经后妇女中，血清铁蛋白水平大于300mg/L，这些数据是原发性血色沉着病的指示器。次发性铁超载患者中，血清铁蛋白水平通常会升高，尽管这与心肌铁沉积关系不大，但对于次发性铁超载而言，这依旧是一个有用的筛选试验。临床医生需要辨认血清铁蛋白水平的升高可能是由于铁超载之外的其他原因造成的，包括炎症反应、感染或

癌症，并且与心脏疾病的严重程度联系不大。I类原发性血色沉着症中，C252Y和H52D突变的基因筛检现在已经得到了广泛应用，并且也为家庭咨询提供了依据。先天性血红蛋白病检测的血红蛋白电泳是例行程序，并且也得到了广泛应用。血浆BNP水平为铁超载患者的预后提供了一种有效的预后指标，在所有疑似铁超载原发性心肌病变病例中都应当测试。

五、胸部超声波心动图

超声波心动描记术能够提供心室大小和机能的基础评估。利用二尖瓣口E波和A波、组织多普勒效应、应变率成像和肺动脉收缩压估值（三尖瓣反流喷射速度）心脏的舒张功能进行评估是非常重要的工具，这能够提供心脏舒张功能和肺动脉高血压的完整评估，这些评估内容是铁超载心功能障碍的特征。在铁超载原发性心肌病变中，舒张期功能障碍是主要早期的表现，这一点在原发性血色沉着病患者和次发性铁超载患者中已经得到证实。

具有铁超载症状的患者会发展为进行性左心室舒张期功能障碍，并在晚期阶段会限制生理机能的发展。早期灌注速度中二尖瓣口峰值的升高（E波）、二尖瓣口早期灌注减速时间的延长和左心房尺寸的升高均构成了心脏舒张参数的异常。有研究证实，镰状细胞性贫血患者中也会发生A波的增强。在评估镰状细胞性贫血儿童和青少年舒张功能的一份大型研究中，纽约心脏协会I类和II类功能的患者中，在早期阶段就会表现为舒张期功能障碍。舒张期功能障碍以左房室瓣E波和E/A比的下降为特征，氏族性Em/Am比作为镰状细胞性贫血患者中死亡率的一个独立预测因子有着重要的预后意义。在重型地中海贫血患者中，其他心脏舒张参数的评估也会产生不一致的结果，这可能是由于传统的超声心动图参数过度依赖装载条件和心率造成的。传统的心脏收缩功能测量方法（如收缩末期和舒张末期体积、射血分数和缩短分数等）在疾病进入晚期之前通常不会发生任何变化（表5-2-1）。

应变率（SR）成像是定义局部壁增厚或变薄的一种方式，能够更好地描述局部心肌功能并能区分主动运动和被动运动之间的差异。应激和SR可以在三个维度上测量特定的壁部分：纵向、圆周向和径向。彩色多普勒成像能够获得测量应变率所需要的时间分辨率（>120帧/s）。传统的心肌收缩和舒张功能障碍的回声测量对于早期心肌衰弱铁超载的检测并不灵敏，这种测量依赖于负载条件和心率。在原发性沉着症患者中，传统的舒张期功能障碍左心室标记并不能检测心肌衰弱铁超载，而心房收缩功能的增大是一种可检测的舒张期功能障碍超声心动图异常。使用斑点追踪的应变率

表5-2-1　传统心脏收缩功能测量方法在疾病进入晚期之前的变化情况

Age (y)	Gender (M/F)	Ferritin (ng/mL)	Condition	Echocardiography (Doppler)	Echocardiography (Structural)
8-19, 20-35	N/S	1100–7700, 690–804	β-Thalassemia	↑CI, ↔ IVRT, ↑E, ↑A, ↑DR, ↑S, ↑D,	↔EF, ↔FS, ↑EDV, ↑SVI, ↑LA
16.9 ± 4.5* 16.9 ± 4.5†	N/S	3762 ± 2365* 1603 ± 1371†	β-Thalassemia major/intermedia	↑CI, ↑E, ↔A, ↑DT, ↔S, ↔D, ↑S/D, ↑IVRT	↔EF, ↑LA, ↑EDD, ↑ESD, ↓FWT, ↑MI
23–38	N/S	1700 ± 1500	β-Thalassemia major/intermedia	↓S, ↓E, ↔A, ↔E/A, ↔IVRT	↔EF
7–26	21/17	2054 ± 1734	β-Thalassemia major	↑E, ↔A, ↑E/A	↔FS, ↑MI, ↔FWT, ↔ST
19–33	16/10	4755 ± 2001	β-Thalassemia major‡	↑E/A, ↓DT, ↔S/D	↓FS, ↓EF, ↑EDD, ↑ESD, ↑MI
20–65	4/10	1480 ± 1434	β-Thalassemia major§	↓ IVRT, ↑ E/A, ↔DT, ↔S′, ↔E′, ↔A′, ↔E/E′	↔EF, ↔FS, ↔LA, ↔EDD, ↔ST, ↔FWT, ↔MI
8–63	35/39	15–4140	β-Thalassemia intermedia	↑E, ↑A, ↑E/A, ↑DT, ↑S, ↑D, ↔E/E′	↔EF, ↑EDD, ↑MI, ↑LAI
4–15	16/15	>5000	β-Thalassemia	↔E, ↔A, ↔E/A, ↓DT, ↔S/D, ↓Sa, ↔S′, ↔E′, ↔A′, ↔E/E′, ↔PVAR, ↑PVAR – MVA	↔FS
23.2 ± 4.5	13/21	1723 ± 1834	β-Thalassemia major	↑E, ↑A, ↔E/A, ↔DT, ↔IVRT, ↓Sa, ↔E′, ↔A′, ↔E/A′, ↑E/E′	↔EF, ↑LA, ↑EDD, ↑EDV, ↑ESV, ↑MI, ↑FWT, ↑ST
12.3 ± 5.0	14/13	>500	β-Thalassemia major	↑E, ↑A, ↓E/A, ↔DT, ↔S/D, ↔S′, ↓E′, ↓A′, ↓E′/A′, ↑S	↔EF, ↔FS, ↔ST, ↔FWT, ↑EDD, ↔ESD
3–14	7/16	N/S	β-Thalassemia major	↑E, ↔A, ↔E/A, ↔DT	↔EF, ↔FS, ↔EDD, ↔ ESD, ↔ST, ↑FWT, ↑MI
24.2 ± 8.0	38/41	3395 ± 2200	β-Thalassemia major	↑E, ↔A, ↔E/A, ↔DT, ↔IVRT, ↔S/D, ↑SVCd, ↑SVCs	↔EF, ↔FS, ↑EDD, ↑ESD, ↑EDV, ↑ESV, ↑MI
9–28	N/S	539–7150	β-Thalassemia major	↔IVRT, ↑E, ↔A, ↓DT, ↑E/A	↔FS, ↔LA, ↔EDD, ↔ESD, ↔ST, ↔FWT, ↔MI
24.4 ± 6.4	19/22	N/S	β-Thalassemia major	↔E, ↔A, ↔E/A, ↔Sa, ↔E′, ↔A′, ↔E/A′, ↔E/E′, ↓IVA, ↑MPI, ↓LSSR, ↓LEDSR, ↓CEDSR	↔FS, ↑EDD, ↑ESD, ↑MI
5–14	19/7	N/S	Sickle cell anemia	↔E, ↑A, ↓E/A, ↔DT	↔EF, ↔FS, ↔EDD, ↔ ESD, ↑ST, ↑FWT, ↑MI
3–18	50/57	N/S	Sickle cell anemia	↑E, ↑A, ↑DT, ↑ E/A, ↑E′, ↑A′, ↓E/E′, ↑MPI	↑ EF, ↑ FS, ↑LA, ↑EDD, ↑ESD, ↑ST, ↑ESD, ↑MI
23 ± 5	6/19	N/S	Sickle cell anemia	↓Sa, ↑E/E′, ↓PSI, ↑MPI	↓EF, ↑LA, ↑EDD, ↑ST, ↑FWT
10–21	14/12	570–7180	Transfusion dependent	↑IVRT, ↓DT, ↑E, ↔A, ↔E/A	↑CI, ↓EF, ↑SVI

注引自：COLM J. MURPHY，et al. Iron–Overload Cardiomyopathy：Pathophysiology，Diagnosis and Treatment. Journal of Cardiac Failure，2010，16：894。

影像更为灵敏，技术也更为先进，能够评估心肌收缩和舒张功能。在β–地中海贫血患者中，T2*值<20ms显著低于纵向和圆周方向早期心脏舒张应变率（T2*值>20ms）。该技术相较于传统的组织多普勒成像具有一定优势，其能够评估径向和圆周向的变形。在静脉切开术治疗之后，心房收缩功能标记显示可以使晚期症状性心脏损伤患者在一定程度上获得改善，这种改善似乎与去铁疗法一致。舒张期功能障碍异常的标记持续存在，并且机体内铁水平本身并不能为治疗提供充分的指导，因为心功能障碍可能比较顽固，尽管机体的铁水平已经正常。的确，SR成像可能是检测左心房舒张功能氧化应激效果的一种灵敏的测量方法，这在无症状性原发性血色沉着病受体中已经得到证实。组织速度和SR成像能够实现心脏收缩机能障碍的早期检测。在β–地中海贫血患者中，早期心脏收缩机能障碍存在于侧左心房壁上，早期舒张期功能障碍发生于右心室和心室间隔。右心室和左心房功能之间的区域变化可能与左心房和右心室壁中以一定比例存在的肌球蛋白亚型中的差异有关，右心室中较快的收缩同种型（V1，α–肌球蛋白重链）相对更为集中。在原发性血色沉着病患者中，心脏舒张早期充盈SR和心脏舒张心房收缩SR与氧化应激标记物有关。该研究确认了其他研究结果中关于利用组织多普勒的SR成像是舒张期功能障碍的一种灵敏标记物的结论。

六、心脏核磁共振成像

T2*松弛时间的评估是心肌衰弱性铁沉积的一种优秀的无创方法，这是铁螯合疗法之后的一种有用的技术。左心房心脏收缩障碍和心力衰竭发生于疾病的晚期阶段，通常对治疗存在抵抗力，并且预后较差。这种评估能够精确预测患者发展为铁诱发心力衰竭的风险，能够在早期阶段介入治疗并进行密切监测。T2*与T2成像不同，其检测的是心肌衰弱铁超载区域中存在的磁场的不均匀性，这种技术比T2或T1成像更为灵敏。已经有研究证实，心肌性T2*与血清铁蛋白和肝脏铁超载之间无任何关联。血清铁蛋白和肝脏内铁水平的较低值并不意味着低风险的铁超载原发性心肌病变，因为铁螯合疗法能够快速地将血清和肝脏中的铁水平恢复到正常情况，但是由于心脏中铁的清除速率较为缓慢，因此心肌内铁含量依旧较高。T2*<20ms的所有患者都会发展为心力衰竭，尽管T2*<10ms具有较高的特异性。在一份涉及652例重型地中海贫血患者的研究中，T2*阈值为10ms预测心力衰竭的灵敏度为97.5%，其特异性为83%（图5-2-3）。接受者操作特征曲线之下的区域显著大于血清铁蛋白和肝脏内铁含量，并且T2*与射血分数关联性较好。相较于肝脏T2*或血清铁蛋白而言，T2*成像也是一种预测心律失常和心肌性铁超载的一种有效工具（图5-2-3）。在β-地中海贫血患者中，心脏核磁共振成像（MRI）T2*与铁沉积的心肌性活组织切片检查结果之间吻合性良好。心脏核磁共振成像和T2*测量的广泛应用已经提高了心肌性铁超载的检测，并且对降低次发性铁超载有关的死亡率具有积极影响。带标记线的MRI成像能够测量心脏应力应变与扭力，能够使人们更好地了解铁超载原发性心肌病变中的早期变化。

七、心内膜心肌活检

心内膜心肌活检并不是常规的分析方法，但是当需要进行终末器官损伤的详细组织学评估时，在技术上可以作为组织铁存储的评估方法使用。由于心内膜心肌活检自身的风险，这限制了该技术在检测铁超载原发性心肌病变中的临床应用，心脏核磁共振成像正在成为一种受欢迎的无创工具，能够评估心肌性铁浓度。心肌性铁沉积是多相的，心内膜中的铁沉积最高，这限制了心内膜心肌活检的使用。尽管肝脏内铁含量是全身铁水平的一种测量方法，其可通过穿刺活检进行测量，肝脏内铁沉积与心肌性铁沉积之间无任何关联。

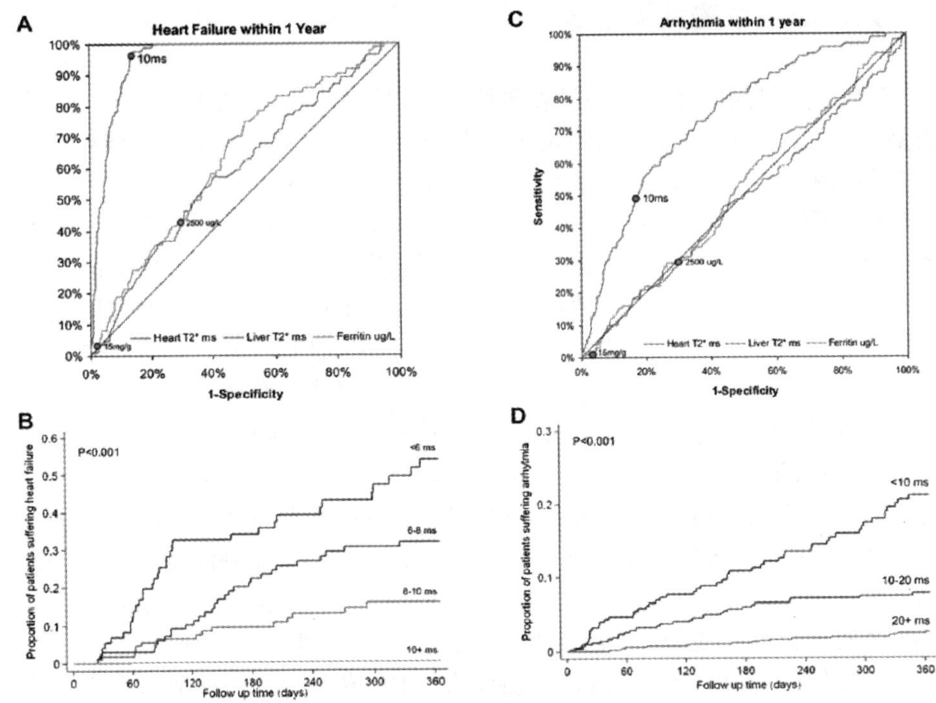

图5-2-3　心脏MRI对652例地中海贫血继发性铁超载患者心力衰竭及心律失常的诊断值及T2*的评价

（引自：COLM J. MURPHY，et al. Iron-Overload Cardiomyopathy：Pathophysiology，Diagnosis and Treatment. Journal of Cardiac Failure，2010，16：895.）

第三节　铁超载原发性心肌病变的治疗

一、去铁和心力衰竭的管理

原发性和次发性血色沉着症患者中铁沉积过量的主流疗法分别是静脉切开术和铁螯合疗法，这些技术能够促进全身铁的清除。在原发性血色沉着症患者中，在主要的铁消耗之后还应当继续维持静脉切开术治疗，以防止铁的再度累积，将血清铁蛋白浓度控制在50ng/mL以下。放血疗法的早期介入能够实现患者正常的寿命，但是静脉切开术会加速晚期铁超载患者的左心房功能紊乱。但很遗憾的是，原发性血色沉着症患者通常是在铁超载进入晚期阶段之后才会被诊断并进行治疗的。此外，在原发性血色沉着症患者中，在静脉切开术疗法的长期维持期间，氧化应激依旧存在或者可能会反弹。这表明，对患者铁控制情况进行密切关注很有必要。C282Y血色沉着症突变的杂合子携带者中，8%~10%的白种人群可能与适度的铁超载寿命风险和心血管事件的增加有关。因此，通过基因筛检确认的患者应当密切关注；在没有临床症状和铁超载迹象时，静脉切开术疗法能够使心脏的损伤降低到最小。应变率成像是一种非常敏感的工具，能够在氧化应激升高的情况下用于检测舒张功能中的早期变化。

在次发性铁超载患者中，铁螯合疗法是主要疗法，可作为肠胃外铁螯合剂、去铁胺或口服铁螯合剂使用。已经有研究证实，螯合作用能够改善心室肌能，防止室性心律失常，并降低次发性铁超载患者的死亡率。与去铁胺的标准螯合单药治疗相比，与其他去铁酮以及使用的联合疗法能够降低心肌性铁含量，并改善射血分数和轻度到中度心脏铁超载重型地中海贫血患者中的血管内皮功能。螯合疗法可以在心脏核磁共振成像和T2*测量的基础上逆转心肌性铁沉积。在2/3的重型地中海贫血患者中，传统的使用皮下去铁胺注射的螯合疗法并不能防止心脏内铁的过量沉积，这种疗法会将此类人群置于心力衰竭及其并发症的风险下。口服去铁酮在除去心肌性铁的疗效中比去铁胺更为有效，这种方法与去铁胺的标准螯合单药疗法、去铁酮联合疗法在降低心肌性铁并改善心脏铁超载重型地中海贫血患者中的血管内皮功能方面形成了对比。尽管已经有研究证实，螯合疗法能够降低次发性铁超载患者的心血管压力，但是螯合疗法比较麻烦，并且会有毒副作用，因而限制了其临床结果的影响。在心力衰竭患者中，患者管理是在与扩张型心肌病和收缩性心力衰竭患者相同的基本原则下进行的。很明显，在目前临床实践指导基础之上，血管紧张素转换酶抑制剂和β-肾上腺素能神经阻断药以及设备疗法的早期使用可以作为铁超载诱发的收缩性心力衰竭患者的常规性治疗。如果是严重顽固性铁超载原发性心肌病变，可以考虑心脏和肝脏的联合移植。考虑到铁超载状况的系统性特征，心脏移植中会存在明显的铁超载原发性心肌病变的复发风险。在镰状细胞性贫血患者中，输换血的使用能够促进铁超载负荷降低到最低程度。

二、潜在新疗法：抗氧化剂和钙通道阻滞剂

在铁超载情况下，考虑到有较高程度的氧化性损伤，这些患者使用抗氧化剂疗法是合乎情理的。在铁超载小鼠动物模型中，牛磺酸能够降低心肌性铁负荷，并防止铁超载氧化性损伤，实现对心肌结构功能的保护。在

治疗和预防铁超载原发性心肌病变中，在与标准的螯合疗法联合使用时，在铁超载情况下，LTCC是开启使用钙通道阻滞剂可能性的关键转运蛋白已经得到了业界公认。LTCC的阻滞也能够提供直接抑制二价铁离子进入心肌细胞和内分泌组织之外的其他疗效，包括因LTCC失活或心脏舒张心室充盈的促进引起的二价铁离子和钙离子载荷的降低。最后，钙通道阻滞剂能够通过血管舒张冠状动脉促进心肌性微血管血流灌注，同时也能改善冠状动脉内皮功能，且二氢吡啶类（如氨氯地平）也具有抗氧化特性。考虑到在铁超载原发性心肌病变中较高程度的氧化应激、舒张期功能障碍和冠状动脉内皮功能紊乱的可能性，这些疗效可能会增大铁超载患者中钙通道阻滞剂的潜在疗效。很明显，临床试验确保了钙通道阻滞剂的临床疗效和安全性，确保了铁超载患者的抗氧化剂疗效。

在国际层面，铁超载原发性心肌病变是心力衰竭的一个重要的潜在可逆原因，铁超载原发性心肌病变涉及舒张期功能障碍、心律失常的易感性增强和末期扩张型心肌病。铁研究、心脏核磁共振和T2*测量、超声心动图评估和血浆BNP水平对于评估铁超载原发性心肌病变患者而言都是重要的诊断及预后工具。铁超载原发性心肌病变的早期诊断至关重要，因为如果在明显性心衰开始之前引入有效的治疗方法，心功能障碍是可逆的。在临床上存在有效的治疗方案包括原生性血色沉着病和次发性铁超载的静脉切开术与铁螯合作用。

第六章　铁超载肝脏病变

在人体细胞中铁无处不在，铁是构成人体细胞正常机能的基本元素。但是人体细胞无法处理过量的铁，过量的铁对人体细胞有害。人体细胞每天只能摄入很小一部分的铁元素，或者将很小部分的铁元素排出，铁的吸收和排出由人体精密调节并保持平衡。在人体中，金属的肠道吸收是铁摄入的最主要的途径，而肝细胞则是最主要的铁储存地点。铁以三价铁离子的形式存储在铁蛋白上，铁蛋白是一种分子，能够结合高达4500个铁原子。铁调素是最重要的一种系统性铁代谢调节因子，铁调素受到人体铁存储、促红细胞生成活性和组织缺氧的影响，在铁吸收的调节过程中起到主导性作用。microRNA也有助于铁平衡的调节。二价金属离子转运体（先前也被称为Nramp2）是金属主要的肠道转运蛋白，在膜约束铁氧化酶氧化之后，铁转运蛋白运输铁元素穿过肠道细胞的基底外侧膜，使铁元素进入人体循环。血浆中所有循环的铁离子都与转铁蛋白结合，转铁蛋白与铁离子结合的细胞摄入取决于膜转运受体的数量。

人体中大部分的铁以铁蛋白或亚铁血红素（铁–原卟啉IX）的形式存储。铁在血红蛋白调节的氧化代谢中是一种基本的元素。在红细胞中，铁血红蛋白中含有的铁占总铁池的2/3以上，剩余大部分的铁元素存储在肝脏中。由于网状内皮细胞的巨噬细胞分解衰老的红细胞而释放的机体中的铁，大部分会被回收利用。新陈代谢对铁需求的增加会引起肠道对铁吸收的增加和组织存储中铁的调动增加。生理需求中过量的铁排出没有任何生物机制，肠道黏膜细胞的脱落和月经失血通常是机体损失金属的主要过程。随着机体年龄的增长，机体铁存储逐渐累积。

第一节　导致铁超载的常见疾病

铁超载通常被定义为机体中总铁含量过量，铁超载的途径多种多样，并且会引起各种疾病。当机体内的铁含量超过安全水平时，储存蛋白会变性，并引起大量的铁元素进入肝细胞的细胞质之中。因此，肝脏是最有可能受到铁超载影响的组织。有充分的证据表明，肝脏中过量的铁会引起两种人类疾病：遗传性血色沉着病（HH）和非洲膳食性铁超载（先前也被称之为班图内脏铁质沉着）。其他情况下，人们对因铁存储引起的肝脏的不利影响——重型地中海贫血、铁粒幼红细胞性贫血和球形红细胞症——关注度较低。越来越多的证据表明，肝脏中铁的累积与肝脏疾病不存在任何关联，肝脏中铁累积是肝细胞癌（HCC）发展的重要风险因素。

一、遗传性血色沉着症中的肝脏铁超载

在凯尔特血统个体中，遗传性血色沉着症是一种常见的隐性遗传性疾病。这种疾病的特征是膳食性铁吸收增加，引起铁在多个组织器官中出现进行性沉积，尤其是在肝脏中。铁吸收过量的遗传倾向是许多由于铁吸收有关的基因突变的结果。遗传性血色沉着症并发的肝细胞癌主要是由于HFE基因C282Y突变纯合性引起的（在患者中占70%~95%）。这种突变会损害细胞膜上HFE蛋白质的表达，使肝细胞对铁的感知以及铁调素的转录和释放下降。有研究人员假设，铁调素的分泌异常低是机体出现铁超载的主要机制。遗传性血色沉着病患者中的生化异常是由于血清铁蛋白浓度和转铁蛋白饱和度引起的。在其他基因当中（如铁调素调节蛋白基因和铁转运蛋白基因），铁调素释放、转录和生物学活性调节中涉及的错义突变是罕见的遗传性血色沉着病的主要原因。

由于遗传性血色沉着病中铁超载，肝细胞无法维持细胞内的铁平衡。铁超载会引起铁蛋白变性，并导致肝细胞细胞质中铁离子的累积。随着时间的推移，这会引起肝脏损伤和功能紊乱并引起肝脏纤维变性，后者在一定程度上是由于肝星状细胞活化引起的。这些病症随后会在适当的时候造成肝硬化并最终导致肝细胞癌。

二、遗传性血色沉着症中的肝细胞癌

在遗传性血色沉着症患者中，由肝细胞而引起的患者死亡大约占45%。在肝脏铁超载中发生肿瘤的风险在20~200。在大部分调查当中，遗传性血色沉着症患者中罹患肝细胞癌的比例为8%~10%，但是，记录的数据仅仅为1.7%。HH和肝硬化患者的长期存活时间显著低于对照组，这种情况主要是由于肝细胞癌的发展造成的。几乎所有肝细胞癌患者中都会存在肝硬化，但是，肝硬化并发遗传性血色沉着病患者发展为肝细胞癌的风险

是否大于其他肝硬化病因尚不清楚。遗传性血色沉着症患者的组织器官发展为癌症的风险相较于肝脏发炎是否增加也尚不确定。

铁是一种过渡金属，能够通过催化自由基的形成引起氧化组织损伤。过量的铁能够通过芬顿反应生成中间物和氧化应激，这会损害DNA、脂肪和蛋白质，引起肝细胞坏死和细胞凋亡，进而引发肝癌。铁催化氧化应激能够引起脂质过氧化、蛋白质改性和DNA损伤，并消耗机体的抗氧化防御系统，促进突变的形成。过量的铁以及长时间接触过量铁环境对于肝脏损伤的发展极为关键，而在少数情况下，患有肝硬化的HH患者也会发展为肝细胞癌。除此之外，铁存储的增加与II类胰岛素耐受性之间关系紧密，这能够促进肝癌的发生。

铁分子是否通过生成氧化应激并形成致突变羟基自由基并抑制宿主防御能力引起遗传性血色沉着症肝癌效应的唯一原因目前尚不确定，或者说这种效应是否间接通过慢性炎症发生并引起肝硬化并最终导致罹患肝细胞癌的机理尚不确定。氧化应激能够引起细胞膜和细胞器中不饱和脂肪酸的脂质过氧化。脂质过氧化会生成细胞毒性副产物，如丙二醛和4-羟基-2′-壬烯醇，这些毒性副产物会损害细胞机能和蛋白质的合成，并引发DNA损伤。

研究人员认为，铁元素会参与过氧化氢脂质的β分解，并生成生命所必需并且与DNA相互作用的醛类。除此之外，DNA的脱氧鸟苷残留物会被活性氧中间物羟基化，并生成8-羟基-2′-脱氧鸟苷，这是引起G：C颠换为T：A、DNA解旋和链断裂的主要加合物。研究人员还认为，铁元素会参与过氧化氢脂质的β分解，并生成生命所必需并且与DNA相互作用的醛类。除此之外，游离的铁会引起机体免疫异常，这可能会降低机体对恶性转化的免疫监督。

肝细胞癌的病因学和发病机理中，肝脏中过量铁的直接作用近期已经在动物模型中得到了确认，高铁膳食的小鼠在肝癌前发生病变，并没有在肝硬化或纤维变性的情况下发展为肝细胞癌。在肝细胞癌细胞系和小鼠动物模型中，摄入过量的铁还会伴随着肿瘤的发展和生长加速。已经有文献表明，在没有肝硬化时，铁超载个体患者会罹患肝细胞癌，这支持了肝脏组织中铁的增加也会直接引起或促进肝细胞的恶性转化的结论。在多数此类患者当中，铁超载的程度是温和的。在肿瘤成因当中，铁超载与肝细胞癌风险因素如慢性乙型肝炎（HPB）和酗酒之间存在协同作用。

三、非洲黑人中膳食性铁超载和肝细胞癌

非洲南部和撒哈拉以南非洲中部国家中的非洲黑人存在膳食性铁超载

的情况。在这些国家当中，非洲膳食性铁超载（先前我们称之为班图内脏铁质沉着）几乎仅限于农村地区，大约80%的膳食性铁超载患者居住在农村地区。随着时间的推移，非洲国家大量饮用传统的富铁自酿啤酒是铁超载的主要原因。在高粱或其他本地种植的农作物发酵过程中，发酵的pH值会非常低（3.5～3.8）。因此，自酿啤酒中铁含量较高（46～82mg/L），而市售的啤酒中铁含量较低（<0.5mg/L）。此外，啤酒中的铁元素处于电离状态，具有很高的生物相容性。由于啤酒中酒精含量较低（大约为3%），因此非洲黑人会大量饮酒以获得醉酒的感觉。大约2/3的成年男性（和少量女性）会经常饮酒，高达15%的农村非洲黑人男性会受到膳食性铁超载的影响。传统酒精性肝病的组织学证据则较为罕见。

随着饮酒时间的延长，大量自酿啤酒的饮用会引起肝组织铁含量累积，可能会引起门静脉纤维化或引发肝硬化（并不常见）。在重度铁超载中，铁超载个体的肝脏中铁的浓度范围为32~519gmol/g干重，其几何平均数为128gmol/g（相当于>2.0%干重）。铁的沉积会影响肝细胞和巨噬细胞。血清铁蛋白含量大于700 pg/L会引起铁的累积，转铁蛋白饱和度会大于55%。非转铁蛋白结合铁也会存在，但是这种铁的存在与转铁蛋白饱和度和铁蛋白的浓度有关。相较于遗传性血色沉着病而言，严重的铁超载恶化肝脏组织纤维化与肝硬化的情况并不常见。

由于并不是所有大量饮用富铁自酿啤酒的非洲黑人肝脏中都会出现铁的积聚，并且由于遗传学角度像正常的铁吸收是受控的，因此，遗传易感性在非洲膳食性铁超载的发病机理中起着重要作用。但是此类预测基因尚未确定。SLC4A0A1基因的突变产生膜铁转运蛋白1是主要的铁输出蛋白，这种铁蛋白在少量“原生”铁超载非裔美国人中也有发现，但是相较于未受任何影响的家族成员而言，膳食性铁超载的南部非洲黑人中这种突变并不常见。

四、膳食性铁超载中的肝细胞癌

在经过慢性乙肝或丙型肝炎病毒（HCV）感染、肝硬化以及膳食摄入黄曲霉毒素B1调整之后，Mandishona在1998年报道的膳食性铁超载南部非洲黑人患者的肝细胞癌发病相对风险为10.6（置信区间95%，1.5～76.8）。在另外两份撒哈拉沙漠以南非洲研究中，在肝硬化的混杂影响之后，研究人员同样也观察到了类似的结果，尽管在这些研究当中，HBV 和 HCV的混杂影响并未考虑在内。

在近些年中，越来越多的有说服力的证据表明，在肝硬化情况下，肝脏组织中铁过量除了能够引起致癌性转化之外，还会直接引发肝癌。在没有肝硬化的情况下，许多发展为肝细胞癌的遗传性血色沉着病患者病例都证实了这一结论。

在重型地中海贫血患者、铁粒幼红细胞性贫血患者或球形红细胞症患者中，肝脏中铁的累积有时候会使肝细胞癌复杂化。

直到最近，研究人员报道称，直接暴露在膳食性铁超载环境中低于15个月的小鼠模型中会发展为肝细胞癌。但是在最近的一份研究中，维斯塔鼠在摄入16个月以上的富铁膳食之后会出现重度铁超载，并发展为肝细胞癌，这在没有肝硬化的情况下也会出现。在这些小鼠中，肝脏薄壁细胞和巨噬细胞中会出现铁的累积，累积的模式类似于非洲膳食性铁超载中所看到的情况。在经过20个月之后，许多小鼠中出现了无铁肝脏病灶变异。在经过28个月之后，病灶会发展为多样化，病灶与无铁肝脏病灶之间无任何差异，最终这些病灶发展为典型的肿瘤结节。

相较于遗传性血色沉着病患者而言，膳食性铁超载患者中肝硬化并不常见。尽管如此，肝硬化与膳食性铁超载之间的联系使研究人员相信，铁诱发的肝硬化可能会促进膳食性铁超载引起的肝细胞癌的发病机理。非转铁蛋白结合铁引起恶性转化的机制尚不完全清楚。铁作为具有环境可容许氧化还原电位的电子供体和电子受体能够表现出铁离子的潜在毒性。在有氧条件下，芬顿反应和哈伯魏反应都是有效的，游离铁的催化剂量足以生成有害的活性氧中间体，这会干扰细胞的氧化还原平衡并产生破坏肝细胞中DNA、脂肪和蛋白质的慢性氧化应激，并引起这些细胞的坏死和细胞凋亡。氧化应激，也会引起细胞膜和细胞中不饱和脂肪酸脂质过氧化的升高。细胞毒素和遗传毒性副产物引起的肝癌变机制已经在遗传性血色沉着病铁超载部分进行了讨论。

五、我国台湾西南部饮用水中的铁含量以及肝细胞癌的发病

由于超量开采地下水用于水产养殖，我国台湾西南部沿海地区有着严重的地层下陷问题，相关研究已经确认地下水中含有高浓度的铁离子，该地区肝细胞癌的发病率非常高。这些研究已经表明肝细胞癌的发病与饮用水中高浓度的铁之间存在统计学上的显著相关性。在这些地区中，由于地表水的缺乏，地下水是饮用水的主要来源。在这些地区中从地下水中泵出的未经处理的水中含有较高浓度的铁离子［（1.04 ± 0.20）mg/L］，这远远高于没有严重地层沉降的地区［（0.34 ± 0.05）mg/L）］（正常情况下，饮用水中铁离子的浓度低于0.3mg/L）。这些观察结果加大了严重地层沉降地

区中长期大量饮用高含铁量地下水的可能性，这在一定程度上可以解释这些地区中肝细胞癌高发的原因。

另外，我国台湾地区的另一个肝细胞癌原因——慢性乙型肝炎感染和/或接触真菌性毒素黄曲霉素Bx——也会引起恶性转化。在患者的诊断检查中，与这些风险因素有关的信息应当考虑在内，已证实或反驳富铁饮用水和肝细胞癌高发之间假定的病因学关系。

六、代谢综合征患者中肝组织铁的累积和肝细胞癌

肥胖症指的是人体体重超过正常值20%的情况。肥胖症的病发就有多种不同途径，肥胖症以体重和身高的比值（身体/重量指数）、腰围与身高比值、腰围与臀围比值或其他比值为基础。在近些年中，肥胖症已经成为许多资源丰富国家中的重大公共卫生问题，这种疾病在成年人甚至在儿童中的发病率日益升高。例如在美国，如今大约有2/3的成年人和越来越多的儿童被认定为肥胖症。

非酒精性脂肪性肝病（NAFLD）是代谢综合征的一种，在资源丰富的国家当中，这种疾病是最为常见的一种慢性肝病。非酒精性脂肪性肝炎（NASH，代谢综合征的另一种疾病）是一种更为凶悍但较为罕见的疾病，这些疾病在许多此类国家中发病率日益升高。代谢综合征包括肥胖症、Ⅱ类胰岛素耐受性（不管是否为Ⅱ类糖尿病）、肝硬化、非酒精性脂肪性肝病或非酒精性脂肪性肝炎。在这些国家当中，非酒精性脂肪性肝病的发病率为9%～37%，非酒精性脂肪性肝炎的发病率为5%~7%。此外，在没有血清标记物的情况下，脂肪性肝炎和肝脏中酶水平升高的患者中该数值高达34%～40%。研究表明，NAFLD的发展与体重的显著增加有关。

越来越多的证据表明，机体铁过量、胰岛素耐受性和代谢综合征之间具有关联性，30%以上的非酒精性脂肪肝患者存在血清铁蛋白水平的升高，并且有研究报告称胰岛素耐受性和界定代谢综合征的其他新陈代谢异常之间存在关联性。在非酒精性脂肪性肝病中我们能够观察到铁的适度积聚，肝脏中铁输出和膜铁转运蛋白的下调在上文中已经介绍过。

七、代谢综合征中的肝细胞癌

在过去大约20年间，在资源丰富的国家中，肝细胞癌病发率的升高伴随有肥胖症发病率的升高。例如在美国，肝脏的发病率在这段时间内增长到约80%。最近有证据表明，肝脏中铁含量的升高可能会引起肝癌和NASH

或NAFLD。NASH或NAFLD患者中肝脏中铁含量升高的原因尚未确定，但是越来越多的证据表明，其他损害，如慢性丙型肝炎病毒感染或过量的酒精摄入，甚至是肝脏中铁含量的略微升高都会引起这些患者的肝功受损。

研究人员假定铁超载会通过催化肝脏中的氧化应激引起胰岛素耐受性。铁元素会引起氧化应激驱动的细胞毒性，或激活代谢综合征出现的纤维化或致癌中涉及的信号途径。尽管铁超载与胰岛素耐受性之间的精确联系尚无法解释，但研究人员认为其与铁调素转录异常和细胞内铁排出涉及的分子异常有关。血胰岛素过多是NASH或NAFLD发展的一个风险因素，过量的铁可能会引起胰岛素耐受性的发展。在后一种假设的支持中，研究人员观察到，通过静脉切开术除去铁元素能够改善NAFLD患者的胰岛素耐受性和肝功能。NASH患者比NAFLD患者的新陈代谢紊乱和肝脏疾病的发展更为严重，肝脏中铁沉积会增加NASH肝硬化中的恶性转化风险。

八、丙型肝炎病毒感染患者肝脏中铁含量升高

慢性丙型肝炎病毒感染患者中轻度或适度的铁负载较为常见。此外，40周岁以上慢性丙型肝炎病毒感染的患者患有II类糖尿病的概率是非慢性丙型肝炎病毒感染的患者的三倍。Shintani和他的同事通过实验直接证明，丙型肝炎病毒有助于患者胰岛素耐受性的发展。在病毒存在的情况下，肝脏铁超载的原因尚不确定，尽管研究人员已经证实低水平的铁调素能够触发此类患者肝脏中铁的转运。丙型肝炎病毒能够抑制铁调素的表达增强十二指肠中铁的运输和巨噬细胞中铁的释放。I类转铁蛋白受体的过度表达是丙型肝炎病毒感染个体肝脏中铁累积的另一个因素。

第二节　铁超载性肝纤维化

一、肝纤维变性

肝纤维变性是由于肝脏的多种致病性损害、机械性损害和毒性损害造成的，是生理学创伤修复响应的一部分。如果有害刺激物是慢性的，纤维化的程度会恶化，导致肝硬化并最终引起肝功能衰竭甚至死亡。导致纤维变性的各种不同肝脏细胞与免疫细胞之间的作用是非常复杂的，目前尚不完全清楚。但是部分纤维化途径和临床结果对于严重的疾病状态而言是共

同的，接下来我们将对此进行简要介绍。

在正常肝脏中，细胞外基质（ECM）的沉积和降解之间存在微妙的平衡，该过程受到基质金属蛋白酶（MMP）及其特异性抑制剂（TIMP）的密切调节。纤维变性与细胞外基质中的主要定量与定性变化有关。这些变化主要是由于TIMP-1的表达升高和各种不同细胞外基质成分表达的升高造成的，这包括纤维型胶原蛋白I和III、胶原蛋白IV、纤维连接蛋白、弹性蛋白和层粘连蛋白。

肝星状细胞（HSC）位于狄氏间隙内，肝星状细胞负责正常肝脏和纤维化肝脏中大部分细胞外基质的沉积。在正常的肝脏中，肝星状细胞的主要作用是调节维生素A在体内的平衡和存储。在慢性损伤期间，肝星状细胞转分化为肌纤维母细胞并表现为收缩属性、增殖属性、炎症性属性和纤维发生属性。转分化发生在可溶性脂肪发生和增殖因子的响应中，这些因子主要是由可扑弗氏细胞（KC、PDGF，TGFp1）释放，或由受损的肝细胞（IGF-1、TNFa、EGF）释放的。一旦发生转分化过程，肝星状细胞会表达为许多肌原性标记物（包括平滑肌肌动蛋白（aSMA）、c-myb和肌细胞增强因子-2），这些肌原性标记物还需要通过免疫组织化学技术进行确认。除此之外，肝星状细胞也会表达出许多神经内分泌蛋白（如神经胶质纤维酸蛋白或GFAP、突触小泡蛋白和巢蛋白）和不同神经传导物质的受体。一旦被激活，肝星状细胞也能够释放TGFp1和PDGF-BB，这确保了自给式表型转换。此前，研究人员认为纤维变性是不可逆的，但是越来越多的证据表明，在对潜在的肝脏损伤源进行治疗之后，纤维化甚至是肝硬化在一定程度上都是可逆的。现在研究人员已经认识到，纤维化的治疗会伴随有肝星状细胞的细胞凋亡，这在一定程度上能够逆转肝星状细胞的原生表型。铁在多种不同的慢性肝脏疾病状态中都起到了促进肝纤维变性的作用。

二、血色素沉着症

血色素沉着症是用于描述肝脏铁负载过度并最终导致肝硬化以及肝细胞癌的一个术语。人们对血色素沉着症潜在原因的理解正在逐渐加深，依据涉及的特异性基因突变，现在该术语还可进一步细分。血色素沉着症患者中肝脏的铁负载是一个漫长的生命过程，在没有任何显著的炎症反应或血浆中肝酶水平［如丙氨酸转氨酶（ALT）和天冬氨酸转氨酶（AST）］升高时都会发生。与遗传性血色素沉着症（HH）有关的症状包括肝脏肿大、肝脏不适、胰岛素耐受性和关节炎，本文中略举数例。当肝脏中的铁水平达到60pmol/g干重的阈值时，感性状细胞就会表现为细胞活化的早期阶段（也就是aSMA表达），这是肝纤维变性开始时的关键症状。也有证据表明，当超过肝脏中铁浓度阈值（大约为250pmol/g干重）时，遗传性血色素沉着症患者的肝硬化会发展。肝细胞中肝脏铁负载初期发生在Rap-paport 1区，之后会逐渐蔓延扩展至2区和3区中的肝细胞。在疾病的后期，KC也会累积铁，并引起患者肝脏纤维变性。肝脏铁负载的患者也具有相当大的发展为肝细胞癌的风险。静脉切开术广泛用于降低血色素沉着症患者的铁负载，这也是逆转肝脏纤维变性的一种有效方式，尽管肝硬化的恢复依旧存有争议。

铁负载肝脏从非纤维化到纤维化的转化，之后发展为肝脏硬化的过程并不总是明显的，越来越多的证据表明，其他的因素如过量饮酒、病毒性肝炎和脂肪变性以及其他的转化过程也起着重要作用。事实上，已经有证据显示，铁超载在其他肝脏疾病的病理学过程［如非酒精性脂肪性肝病（NAFLD）、酒精性肝病（ALD）和慢性丙型肝炎］中是非常重要的。

三、非酒精性脂肪性肝病

人体热量摄入的增加以及长时间的静态生活方式增大了人们超重和肥胖的风险。目前有证据表明，2010年，在澳大利亚18周岁以上的人群中，有高达60%的人群将会存在超重和肥胖的问题。肥胖症以非酒精性脂肪性肝病的形式对肝脏构成影响，而非酒精性脂肪性肝病则是最常见的一种肝脏疾病。非酒精性脂肪性肝病首先表现为脂肪变性（肝脏内脂肪累积），并且在没有任何显著相关病理学情况下将一直维持该状态。非酒精性脂肪性肝病的晚期阶段通常称为非酒精性脂肪性肝炎（NASH）。

数项研究已经强调了HFE基因中的突变（C282Y和H63D）于NAFLD/NASH的存在之间存在正相关性。这些研究表明，NASH/NAFLD和HFE突变会对疾病的严重程度产生负面影响，血清ALT浓度和纤维变性程度已经突出强调了这一点，肝脏中铁离子浓度并不总是升高的。有趣的是，门德勒和他的同事们也已经注意到，铁负载升高的患者大部分也会表现出胰岛素耐受性，不管患者是否存在肝脏损伤。在肝细胞中，胰岛素耐受性在三酸甘油酯的累积以及炎症级联反应的初期阶段中起到核心作用，并最终发展为肝硬化。肝脏中铁离子水平的升高与NAFLD/NASH患者中疾病的严重程度之间的关系并不总是一致的。数项研究并没有找到NAFLD/NASH患者肝脏中铁离子浓度升高的任何证据。但是，与非酒精性脂肪性肝病有关的病理学中，铁离子的作用得到了数项研究的进一步支持，这些研究论证了铁离子的消耗对非酒精性脂肪性肝病患者中血浆ALT浓度和胰岛素响应的有益影响。脂肪变性和铁离子如何以及为什么会引起纤维变性的恶化可能与存在的氧化应激有关。

四、酒精性肝病

酒精性肝病（ALD）是由长年累月的高风险饮酒引起的。在高风险饮酒引起的酒精性肝病中，仅有大约30%的病例会继续发展为肝硬化。这表明，其他因素也会影响酒精性肝病患者的病情严重程度和病情发展情况。铁离子便是已知的一种能够影响酒精性肝病发病机制的因素。由于疾病会朝着肝硬化方向发展，因此57%的患者存在铁超载的情况（>25 pmol/g）。显然，铁离子是纤维变性发展的一个独立风险因素，较高浓度的铁离子会降低患者的存活周期。除此之外，近期研究显示，乙醇可能会扰乱IL-6调节的铁调素表达，并最终引起铁离子吸收的增加和肝铁质沉着病。当有研究人员认为，哺乳类动物缺乏机体将过量铁排出体外的有效机制时，这一点是非常重要的。

五、丙型肝炎

病毒性肝炎包括甲型肝炎到戊型肝炎，这些肝炎类型都是由不同的病毒引起的。在这些肝炎类型中，乙型肝炎和丙型肝炎造成患者发病率和死亡率的概率最为显著。乙型肝炎病毒（HBV）是肝脱氧核糖核酸病毒科家族的一种。有研究认为在全球人群中，有3%～6%的人群感染有乙型肝炎病毒，高达1/3的人群之前曾经接触过乙型肝炎病毒。丙型肝炎病毒（HCV）是黄病毒科家族的一种，有研究指出，全球范围内丙型肝炎病毒的感染者在1.5亿～2亿人之间。这两种类型的病毒性肝炎都会促进肝硬化和肝细胞癌的发展。由于这两种肝炎病毒在多种形式的肝脏疾病中较为常见，因此，许多外部因素都会影响肝脏纤维变性的严重程度和发展，在病毒性肝炎中，这些外部因素包括男性社会性别、酒精摄入、铁离子营养状况以及感染时的年龄。

Blumberg等人在1981年首次介绍了血浆中铁离子浓度的升高与乙型肝炎之间的关系。在数年之后，研究人员还发现了血清中铁离子、铁蛋白、转铁蛋白饱和度和丙型肝炎病毒感染之间的联系。但是这些研究结果与肝脏中铁离子浓度的升高无任何关联。肝脏中铁离子的升高与丙型肝炎病毒感染有关（在病例中大约占5%），在丙型肝炎病毒感染的患者中，铁离子存储在肝细胞、窦内皮细胞和门间叶细胞，门间叶细胞中铁沉积的程度与肝脏炎症和肝脏纤维变性有关。有研究证实，丙型肝炎病毒患者中，肝脏铁离子浓度与胶质纤维酸性蛋白（GFAP）数量和aSMA阳性HSC之间存在显著的相关性。aSMA阳性或“活化的肝星状细胞”主要位于Rappaport 1区和3区。Rigamonti和他的同事们也报道了类似的结果，他们也在文献中介绍了肝脏中铁离子浓度与肝星状细胞活性之间的关系。他们认为，在丙型肝炎病毒感染患者中，铁离子在肝星状细胞活化和进行性纤维变性中都是非常重要的。除了与炎症反应和纤维变性存在直接关联之外，肝脏中铁离子浓度还与慢性丙型肝炎患者中IFNa响应的缺乏有关。研究发现，氧化应激能够防止IFNa诱发STAT-1 & 2的磷酸化作用，并上调抗病毒蛋白MxA和干扰素调节因子9，从而削弱IFNa的抗病毒作用。

但是，对慢性丙型肝炎患者中铁离子和纤维变性之间的联系有人提出了质疑，他们对影响铁超载和纤维变性的其他已知的混杂因素进行了调查。在其研究当中，患者肝脏中铁离子的浓度仅仅升高了17%，并且这种身高与年龄、性别和酒精摄入有关。他们在研究中发现，在对混杂因素进行调整之后，肝脏中铁离子浓度与纤维变性之间无任何关联，这表明，相较于致纤维因子而言，铁离子应当被认为是更为有效的疾病严重程度替代标记物。多个研究小组关于铁离子损耗对丙型肝炎病毒相关纤维变性的影响证实，铁离子浓度与慢性丙型肝炎的发展密切相关。有研究进一步证实，仅仅进行丙型肝炎病毒感染患者的静脉切开术治疗足以降低肝脏损伤的标记物（AST和ALT值）、脂质过氧化作用和氧化应激。除此之外，维持静脉切开术治疗的患者（保持患者血清铁蛋白浓度在10ng/mL附近）显示炎症反应较小，并且纤维化进展得到抑制。多个研究小组证实，静脉切开术也能用于提高慢性丙型肝炎IFNa治疗的效果。丙型肝炎病毒如何干扰铁平衡的机制尚不完全清楚。但是，已经有部分证据表明，丙型肝炎病毒感染可能会影响铁平衡肽—铁调素的表达。血清中前铁调素水平的调节失败（由丙型肝炎病毒调节）可能会造成慢性丙型肝炎患者中血清铁蛋白浓度升高，进而引发肝脏损伤。与之相反，有研究中发现，肝脏中铁调素mRNA的表达与AST水平、ALT水平或病毒负荷之间无任何关联，在病毒基因型或纤维变性存在情况下，铁调素mRNA中无任何差异。

（一）铁诱发纤维变性的分子机制

1.氧化应激中铁离子的作用

在肝细胞和KC中，铁离子能够通过人们所熟知的芬顿反应，从活性氧（ROS）、超氧化物（O_2^-）和过氧化氢（H_2O_2）中催化羟基自由基（OH·）（图6-2-1）。活性氧是细胞色素P450（CYP）2E1有氧呼吸反应的一种副产物，活性氧也可以通过膜结合NADPH氧化酶复合物生成。除此之外，铁能够从过氧硝酸盐（$ONOO^-$）中催化NO_2^+的合成。当细胞内超氧化物浓度升高时就会生成过氧硝酸盐，生成的过氧硝酸盐随后会与一氧化氮（NO）反应，而氧化氮是由一氧化氮合成酶（NOS）催化生成的（图6-2-1）。有趣的是，一氧化氮也对氧化应激有保护作用，一氧化氮能够抑制脂质过氧化作用，并通过与三价铁离子反应生成羟基自由基。NO_2^+和羟基自由基能够引起生物分子（脂质、蛋白质和DNA）氧化变性，引起组织损伤和细胞死亡。除此之外，铁离子还能够调节细胞中基因表达，并引起细胞机能改变。

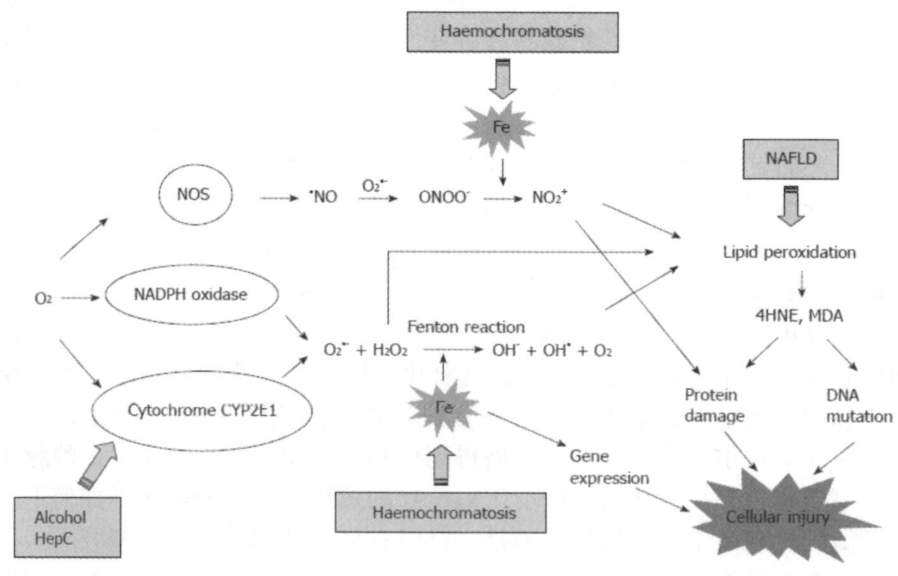

图6-2-1　铁超载导致的氧化应激和细胞内反应

（引自：Marie A Philippe，et al. Role of iron in hepatic fi brosis：One piece in the puzzle. World J Gastroenterol，2007，13（35）：4749.）

必不可少的生物分子的修饰：

NO_2^+和OH·催化脂质过氧化反应，在该过程中，细胞膜上脂肪中的电子转移到自由基中，并引发细胞损伤。这一过程以自由及连锁反应机制为开端，其会影响含有多个不饱和双键的多元不饱和脂肪酸，这些不饱和双键非常容易发生过氧化反应。脂质分解会导致硫代巴比土酸（TBA）-反应物的生成和副产物4-羟基壬烯酸（4HNE）和丙二醛（MDA）的分解，这些物质可以作为脂质过氧化反应物的标记物。

脂质过氧化反应会影响细胞的质膜，但也会增加多种不同细胞器（如储存过量铁的溶酶体、线粒体和内质网）的膜脆弱性，并造成细胞机能受损。线粒体膜的脂质过氧化反应会引起膜渗透性升高，并引起电化学梯度损失和促凋亡细胞色素C的释放。

这种现象也被称之为线粒体渗透性转换。受损的线粒体会产生更多的活性氧，这进一步增加了细胞损伤并激活细胞促凋亡信令。

脂质过氧化反应的另一个结果是引发DNA和蛋白质受损，作为脂质过氧化反应的产物，如4HNE和MDA能够与DNA碱基反应和赖氨酸的S-NH_2基团和组氨酸残基反应。在乙醛存在的情况下，能够引起乙醛氧化反应，协同增强MDA与蛋白质的结合，并生成一种新的我们称之为MDA-乙醛加合物的杂交加合物。这些加合物在肝脏纤维化的发展中可能会起到一定的作用，并且能够刺激肝脏内皮细胞（TNFa、MCP-1、MIP-2、纤维连接蛋白）和肝星状细胞（MCP-1、MIP-2、uPA）对几种细胞因子和趋化因子的分泌。

2.基因表达调控

研究人员发现，铁离子或铁离子诱导的氧化应激能够分别通过NF-kB途径和AP-1途径刺激细胞信号传导级联触发细胞凋亡和细胞坏死。NF-kB能够促进细胞毒素、促炎性细胞因子和致纤维因子的合成与释放（如能够改变KC和肝脏细胞机能的TNFa、IL-6和MIP-1），并触发肝星状细胞的激活。在肝星状细胞中，AP-1转录因子会参与溶胶原的调节。除此之外，AP-1和NF-kB-依赖性基因产物也能够调节氧化应激引起的肝细胞死亡。

（二）细胞内活性氧水平的调节

在正常肝脏组织中，肝脏细胞能够通过酶促反应和非酶促抗氧化剂过程中和或消除氧化分子，以维持细胞内安全的活性氧水平。例如，谷胱甘肽（GSH）是一种三肽，这种蛋白质能够直接通过化学反应或通过涉及谷胱甘肽还原酶或谷胱甘肽过氧物酶的酶促反应消除自由基和活性氧。抗氧化剂如维生素A、维生素C和维生素E都能够通过解链反应削弱脂质过氧化反应，其他抗氧化剂可以作为CYP2E1的抑制剂，如烯丙基硫醚。但是，当细胞防御被摧毁时，细胞内的活性氧会累积，这会触发细胞损伤和细胞凋亡，如果在肝脏中出现这种情况，会导致肝脏纤维变性。

（三）铁离子驱动氧化应激能够促进肝脏纤维变性的发展

肠道上皮细胞能够吸收膳食中的铁，吸收的铁与铁蛋白结合存储，或者输送到血浆中与转铁蛋白结合。在肝脏中，铁元素主要存在于肝细胞中，其次是KC。肝脏中铁离子的摄入主要通过HFE和转铁蛋白受体调控，铁存储在储藏蛋白——铁蛋白内。巨噬细胞吞噬衰老的血细胞，实现铁在血浆中的循环。在铁负载紊乱中，尽管肝细胞依旧是铁沉积的主要位置，但是KC也能够存储铁。正如我们在上文所提及的，肝细胞、KC和肝星状细胞以及肝脏内其他细胞外蛋白质之间的相互影响在肝脏纤维变性的发展中非常重要，该过程会受到铁离子的影响。作为氧化反应中的关键参与者，铁离子能够直接或间接促进肝星状细胞的激活，尽管精确的机制目前尚不完全清楚（图6-2-2）。

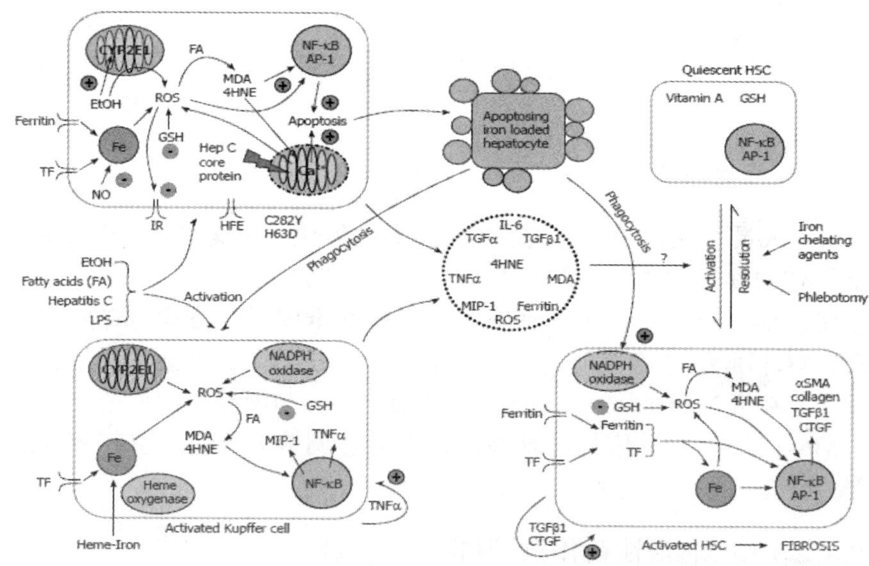

图6-2-2　铁超载性肝纤维化的发病机制

（引自：Marie A Philippe，et al. Role of iron in hepatic fi brosis：One piece in the puzzle. World J Gastroenterol，2007，13（35）：4750.）

（四）肝星状细胞的间接激活

肝细胞和KC是铁诱发氧化性损伤的主要细胞，这一点在上文中已经介绍，也就是脂质过氧化反应和促凋亡/坏死信令的激活。有研究提出，肝星状细胞活化是由于氧化应激之后受损的肝脏细胞或KC分泌的可溶性因子（TGF-a/pi、TNFa、MIP-1、IL-6）造成的。的确，肝星状细胞活化的两种标记物的基因表达（I型胶原蛋白和aSMA）在使用条件培养基孵化肝星状细胞的研究中升高。当肝星状细胞与肝细胞表达的CYP2E1（当乙醇浓度升高时，这是乙醇氧化过程中涉及的主要的细胞色素）共同培养时，我们也能观察到胶原蛋白的上调。这种效应在铁离子存在的情况下更为明显，多种抗氧化剂能够防止这种效应的出现，这表明了氧化反应能够调节这些纤维化基因的上调。

已经有研究证实，KC在肝星状细胞活化中起到一定的作用。当KC和肝星状细胞共同培养时，肝星状细胞增殖会与肝星状细胞的aSMA和I型胶原蛋白表达一同升高，这与肝星状细胞单独培养形成了对比。Friedman和Arthur的研究证实，KC条件培养基能够活化肝星状细胞并刺激肝星状细胞的增殖。在接触几种刺激物质后，如LPS、酒精、脂肪酸、丙型肝炎病毒感染或受损肝细胞的吞噬作用，KC会被激活，并通过NADPH氧化酶的PKC依赖性活化和通过CYP1E2合成活性氧。在血色沉着症肝脏组织中观察到KC中含有被吞噬的肝细胞碎片。有研究证实，血色素驱动的铁能够激活肝吞噬细胞，并提高促炎性细胞因子基因TNFa和MIP-1的表达。研究人员已经确认，TNFa在促进KC活化过程中起到关键作用，这也能防止肝星状细胞发生潜在的细胞凋亡，并促进肝脏纤维变性的发展。

除了能够激活肝星状细胞的纤维化细胞因子和前炎性细胞活素的合成之外，KC还能够释放铁负载组织的铁蛋白，释放的铁蛋白会与活化的肝星状细胞上铁蛋白受体相互作用。此外，肝细胞和KC生成的活性氧也会从细胞中释放，并增强感性状细胞活化的时间。相比之下，有研究人员已经对脂质过氧化反应的毒性副产物（如MDA和4HNE）的作用进行了调查，结果显示这些化合物并没有直接活化肝星状细胞。

（五）肝星状细胞的直接活化

活化的肝星状细胞能够表达H-铁蛋白™的特异性受体，这似乎能够调节aSMA的表达。初步证据显示，铁蛋白能够通过PKCZ依赖性途径上调肝星状细胞活化中涉及的基因。除此之外，活化的肝星状细胞也能够表达转铁蛋白受体，这能够增强细胞内aSMA和I型胶原蛋白的表达。对肝星状细胞活化的诱导中游离铁的作用进行了研究，结果显示游离的铁能够刺激I型胶原蛋白基因的表达，但这不受脂质氧化反应的调节。其他研究也支持这一结果。

但是在其他研究当中，细胞内氧化应激能够降低肝星状细胞中胶原蛋白的表达，肝细胞能够触发肝星状细胞的脂质过氧化反应。近期的一份研究中支持了溶胶原表达上调中脂质过氧化反应在肝星状细胞中的作用。其研究显示，肝星状细胞能够吞噬凋亡小体（也就是受损的肝细胞），这会触发肝星状细胞外NADPH氧化酶的激活和超氧化物的合成。他们的研究结果还显示，在凋亡小体吞噬之后，I型胶原蛋白的上调是NADPH氧化酶依赖性过程。

总之，铁元素可以直接或通过细胞内氧化应激的调节影响肝星状细胞的活化。但是，当我们在考虑肝细胞是吸收铁的主要细胞时，肝星状细胞活化中的这种作用微乎其微，没有被活化的肝星状细胞不表达转铁蛋白或铁蛋白受体。在肝细胞和KC中，铁元素催化活性氧的合成似乎是影响肝脏疾病进展的主要机制。铁元素与其他因素一起能够摧毁肝脏细胞应对氧化应激的能力，并引发疾病。

六、铁元素和其他氧化相关分子

正如图6-2-1中所介绍的，铁元素在生成毒性活性氧的氧化反应中是关键参与者。但是细胞内其他分子的浓度如过氧化氢和不饱和脂肪也会影响细胞内发生的氧化程度，并进而影响纤维化程度。的确，铁元素和酒精、脂肪变性和恶化的肝脏损伤中丙型肝炎病毒的作用一直是深入研究的课题。相较于仅添加酒精的膳食喂养小鼠而言，添加铁元素和酒精的膳食喂养的小鼠表现为MDA和4HNE肝脏定位的增强，并且ALT 和 AST的血清水平会增加一倍。相较于仅添加酒精的膳食喂养小鼠而言，添加酒精的膳食喂养小鼠的肝脏组织和肝星状细胞中，溶胶原α_1（I）和TGFp1 mRNA的表达水平也会升高。Kato等人进行的研究也证实，接触酒精的肝细胞中提取的TGFα也会促进ALD中肝脏纤维变性。众所周知，酒精能够上调CYP2E1的表达，这会使肝细胞中铁通过催化更多活性氧合成促进的氧化应激恶化。采用相同的方式，由于脂质过氧化作用的增强，细胞内脂肪酸的累积将会增大氧化性损伤。

有研究证实，丙型肝炎病毒能够通过核心蛋白增强肝细胞中活性氧的合成和脂质过氧化反应，核心蛋白还能改变线粒体对钙离子的摄入，并降低内质网（ER）压力，增强线粒体中钙离子的转移。铁超载也能够引起线粒体功能障碍，在HCV核多聚蛋白质过表达的小鼠中，铁元素还会提高小鼠发展为肝细胞癌的风险。

第七章　铁超载的药物治疗

第一节　铁超载药物治疗研究进展

一、铁螯合剂

临床用于去铁治疗的药物是铁螯合剂，主要有去铁胺（Deferoxamine，DFO）和去铁酮（Deferiprone，DFP）。DFO为传统的铁螯合剂，长期临床应用发现其存在很多问题。DFO胃肠道吸收率极低，只能通过静脉或皮下注射给药，导致病人的依从性较差。DFO存在广泛的不良反应，如眼、耳毒性，细菌、真菌感染，过敏及皮肤反应，呼吸、泌尿及神经系统副作用。而且DFO的效力较低，单次给药只能移除10~50mg铁，每周一次肠胃外给药一年也只能移除4g铁。去铁酮是第一个口服铁螯合剂，上市后很快得到广泛应用。虽然DFP服用简单且副作用少，但并不能完全取代DFO，DFO能够有效地较少肝脏蓄积，而DFP主要针对心肌铁超载。有研究发现，DFP会加重地中海贫血铁超载病人的肝纤维化。此外，铁螯合剂还有一个共同的缺陷就是无法螯合已经沉积于组织中的铁，也不能阻止它们进入细胞内。

二、钙通道阻滞剂（Calcium channel blockers，CCBs）

新近研究发现，CCBs能有效抑制铁超载。Oudit等对铁超载心脏的研究发现钙通道是铁超载时自由铁进入心肌细胞的门户，钙通道拮抗剂通过抑制钙通道阻断铁进入细胞，他们的研究数据表明，对铁超载小鼠进行3个月的CCBs维拉帕米治疗能够减少50%的心肌铁含量，而且CCBs还具有抗氧化作用，能够拮抗铁超载导致的氧化应激。Ludwiczek等也认同CCBs能有效抑制心肌铁超载，但他们认为CCBs通过抑制DMT-1拮抗铁超载。虽然对CCBs抑制铁超载的作用机制尚存争议，Fernandes医生等已经开始应用CCBs（氨氯地平）联合铁螯合剂治疗重型地中海贫血的铁超载病人，患者的转铁蛋白和心脏铁含量明显降低，肝铁含量也呈下降趋势（但无统计学差异），CCBs治疗效果明显优于单独使用铁螯合剂。

第二节 中 药

我国医学无“铁超载”的病名，《素问阴阳应象大论》曰：“肾在色为黑。”徐灵胎《洄溪脉学》：“苍黑属肝与肾……苍而枯槁，营血之涸也。”“黑而瘦削，引火内也戕。”故铁超载的主要病机为肾虚血瘀，治疗当以补虚兼以活血化瘀为法，治法分别为滋补肝肾、活血化瘀，温补脾肾、活血化瘀和疏肝理气、活血化瘀。近年来，采用中药对抗铁超载所致器官损伤取得了长足的进展，包括中药复方（如芪珠方、复方肝毒清等）、单味中药（如丹参等）及有效成分（如黄芩苷、槲皮素、漆黄素、儿茶素、黄芪甲苷、当归多糖等）。下面以中药丹参对抗铁超载研究为例进行简述。

一、中药丹参

1.丹参的药理作用

中药丹参（Salvia miltiorrhiza，SM）为唇形科植物丹参的干燥根和根茎，属于常用的活血化瘀类中药。丹参最初记载于东汉《神农本草经》，列为上品，曰：“主心腹邪气，肠鸣幽幽如走水，寒热积聚；除瘕、止烦渴，益气。”现代药理学的研究表明，丹参具有多靶点的药理作用，如降低心肌的传导性和兴奋性，提高冠状动脉的血流量，改善心肌收缩力，抑制血小板聚集和抗血栓形成，清除自由基、抗脂质过氧化，抗纤维化，消炎、抗菌、抗病毒，抗骨质疏松、降低血液黏度，促进微循环，降低应激时血浆去甲肾上腺素含量等多方面的有益作用。临床将丹参制成注射液或片剂，丹参既可以单独给药也可与其他中药配伍使用。近几十年来，在我国、韩国、日本以及其他亚洲国家，丹参广泛应用于治疗和预防各种微循环障碍性疾病，包括心肌缺血、不稳定性心绞痛、急性心肌梗死、脑梗死、急性病毒性肝炎、急性胰腺炎、急性肺损伤、骨质疏松、高血压、高血脂、急性肠炎、失血性休克、新生儿缺血性脑病、急性脓毒性心肌炎等。

2.丹参的化学成分

丹参有效成分主要分为脂溶性和水溶性两大类，不同的成分具有不同的药理活性。丹参水溶性成分是丹参的主要活性成分之一，目前已从丹参中分离获得了约20种单体化合物，主要包括丹参素，原儿茶醛，丹酚酸A、B、C、D、E、F、G，迷迭香酸，咖啡酸等。丹参水溶性成分的药理活性基本类似，它们均具有很强的抗过氧化和清除自由基的功效，其中以丹酚酸A（Salvianolic acid A）和丹酚酸B（Salvianolic acid B）的含量最高、活性最强。丹参脂溶性成分主要为二萜类化合物，包括丹参酮I、丹参酮ⅡA、丹参酮ⅡB、隐丹参酮、二氢丹参酮I、羟基丹参酮、丹参酮甲酯、异丹参酮、异隐丹参酮等10多种成分，其中丹参酮IIA（Tanshinone IIA）是丹参脂溶性成分的代表。

3.丹参素

丹参素（Danshensu）为丹参水提物，丹参水提后会产生D-（+）β-（3，4-二羟基苯基）乳酸，这是一种不稳定的游离酸，因此将其制成钠盐，丹参素即由此而得。研究证实，丹参素对心肌细胞膜L型钙通道具有显著的抑制作用，使心肌细胞膜钙电流减少，具有类似维拉帕米样L钙电压依赖性钙通道阻断剂的作用。心肌缺血再灌注引发的心肌细胞钙超载是导致心肌受损的主要原因之一，丹参素的拮抗钙内流、减少心肌钙负荷的作用使其具有良好的心肌保护作用。而且，丹参素具有防治肝纤维化的功效，有研究证实，丹参素对HSCs的异常增生有明显的抑制作用。另外，丹参素还具有抗血栓形成的药理作用，丹参素对细胞间黏附分子具有明显的抑制作用，因此削弱了内皮细胞的活化功能，从而有效地预防了血栓的形成。

4.原儿茶醛

原儿茶醛（Protocatechnic aldehyde，PCA），化学名称为3，4-二羟基苯甲醛（3，4-dihydroxybenzaldehyde），是丹酚酸B降解的主要产物之一。原儿茶醛的大部分药理作用与丹参素类似，如抗氧化、降低细胞内钙浓度、抗炎等药理作用。同时，原儿茶醛具有显著的抗动脉粥样硬化的作用，原儿茶醛能够下调细胞间黏附分子的活性，并显著抑制caspase-3表达和白细胞趋化游走，对动脉粥样硬化性病变具有较好的防治作用。但有研究发现，对心脏内压的影响，原儿茶醛的作用与丹参素相反。对结扎了冠脉前降支的狗心脏研究发现，原儿茶醛明显地降低左室收压和升高左室舒张压，而丹参素则能提高左心室收缩压和降低左室舒张压。

5.丹酚酸B

丹酚酸B（Salvianolic acid B）又称为紫草酸（Lithospermic acid B）或丹参酚酸乙，由三分子丹参素与一分子咖啡酸缩合而成。丹酚酸B具有广泛的药理作用，其具有显著的心脏保护作用。研究表明，丹酚酸B能缓解缺血再灌注损伤动物的心脏缺血程度，缩小心肌梗死面积，减小缺血心肌MDA含量、提高SOD活性。同时，丹酚酸B对大脑也有保护作用，不仅能通过诱导血管增生以增加缺血期供血，还能改善学习和记忆功能障碍。此外，丹酚酸B同样也具有抗纤维化、抗凋亡、抗肿瘤等药理作用。

二、中药丹参对急性铁超载的抑制作用

我们研究发现，丹参能有效减少肝脏、心脏和肾脏这些脏器组织内和细胞内的铁超载，而且对铁超载引起的肝纤维化有明显的抑制作用。在对小鼠急性铁超载的研究中发现，丹参能明显减少铁超载小鼠的肝内铁沉积量，增加超氧化物歧化酶（Superoxide dismutase，SOD）和谷胱甘肽（Glutathione，GSH）含量、抑制铁超载引起的氧化应激，证明丹参对铁超载所致急性小鼠肝脏损伤具有明显保护作用。此外，我们还发现，丹参在小鼠急性铁超载引发的心脏损伤中也起到了关键性保护作用。丹参显著下调了铁超载小鼠心肌的肌酸磷酸激酶（Creatine phosphokinase，CK）、肌酸磷酸激酶同工酶Mb（Creatine phosphokinase-Mb，CK-MB）及乳酸脱氢酶（Lactic dehydrogenase，LDH）水平，并在一定程度上使受损心肌恢复了正常结构。在研究丹参对急性铁超载性肾损伤的影响中我们观察到，丹参显著降低了血清中尿素氮（Blood urea nitrogen，BUN）和肌酐（Creatinine，CR）的水平，进而改善了肾脏的功能，并且有效地减少了肾脏细胞凋亡数量。

三、中药丹参对慢性铁超载所致纤维化的抑制作用

我们对铁超载模型小鼠的研究表明，丹参可以有效改善小鼠的慢性铁超载所致的肝纤维化。丹参能够减少肝内铁堆积并降低肝组织Hyp含量，抑制Ⅲ型胶原的过度表达，同时抑制TGF-β mRNA在肝脏内的表达水平，上调MMP-9 mRNA的表达水平，并且丹参的上述作用呈剂量依赖性，我们推

测丹参可能是通过多靶点作用抑制铁超载所致的肝纤维化。另外，我们还发现，丹参同样也能有效改善慢性铁超载小鼠的心肌纤维化。丹参治疗能够降低慢性铁超载性小鼠的心肌铁沉积水平、减少心脏组织中纤维化面积的百分比和羟基脯氨酸含量、抑制I型胶原蛋白Ⅲ型胶原蛋白的表达水平，同时上调心肌组织中MMP-9蛋白的表达水平。而且，丹参治疗降低了心肌的MDA含量，提高了SOD的活性。我们推测，丹参抑制纤维化的潜在机制可归因于其能够减少组织内沉积，抑制脏器的氧化应激并调节组织的ECM代谢（合成和降解）。此外，丹参还可能具螯合铁的作用，但这种假设尚需进一步证实。因此，我们认为丹参是一种比较理想的治疗铁超载肝脏和心脏纤维化的药物。

四、丹参注射液对心肌L型钙通道的影响

研究室采用单细胞膜片钳技术研究发现，丹参注射液可抑制成年大鼠心肌细胞钙电流，同时丹参还能减少心肌细胞内钙离子浓度、减弱钙进入而减弱心肌细胞收缩力，这为确证丹参作为活血化瘀中药治疗心血管疾病供了理论基础。同时，因铁离子可通过LVDCC进入心肌细胞内，提示丹参注射液的LVDCC抑制作用可能是阻止铁离子进入细胞内的机制之一。

五、展望

铁超载是目前临床上很多疾病共同伴有的病理过程，防治铁超载对于减少肝纤维化的发生具有积极意义。近三十年，对铁代谢、铁调节及铁超载的治疗有了较深入的认识，但仍有很多未解的疑问，如细胞内铁与循环铁如何相互作用、不同系统或器官的铁调节有何差异、细胞间铁怎样实现交互反应；肝脏作为铁超载的最重要靶器官，自由铁如何进入肝细胞内、铁在肝内各细胞（肝细胞、Kupffer细胞和HSCs）中通过哪些信号途径触发肝纤维化，触发后的肝纤维化进展是否仍呈铁依赖性；肝脏是铁超载受损最严重器官，而目前CCBs似乎只对心肌铁超载有效，对于全身性铁超载患者而言CCBs的临床意义到底有多大。上述疑问有待于更多的研究来解决。

参考文献

[1] Barton J C. Hemochromatosis and iron overload：from bench to clinic[J]. Am J Med Sci，2013，346：403-412.

[2] Belmont A，Kwiatkowski J L. Deferiprone for the treatment of transfusional iron overload in thalassemia[J]. Expert Rev Hematol，2017，10：493-503.

[3] Brissot P，Troadec M B，Loréal，et al. Pathophysiology and classification of iron overload diseases[J].Transfus Clin Biol，2019，26：80-88.

[4] Datz C，Müller E，Aigner E.Iron overload and non-alcoholic fatty liver disease[J].Minerva Endocrinol，2017，42：173-183.

[5] Dong Mei Zou，Wan Ling Sun. Relationship between hepatitis C virus infection and iron overload[J]. Chinese Medical Journal，2017，130：866-871.

[6] D Trinder，C Fox，G Vautier，et al. Molecular pathogenesis of iron overload[J]. Gut，2002，51：290–295.

[7] Fleming R E，Ponka P. Iron overload in human disease[J]. N Engl J Med，2012，366：348-359.

[8] Harmatz P，Butensky E，Quirolo K，et al. Severity of iron overload in patients with sickle cell disease receiving chronic red blood cell transfusion therapy[J]. Blood，2000，96：76-79.

[9] Hentze M W，Muckenthaler M U，Galy B，et al. Two to Tango：Regulation of Mammalian Iron Metabolism[J]. Cell，2010，172：27-38.

[10] Kew M C. Hepatic iron overload and hepatocellular carcinoma[J]. Liver Cancer，2014，3：31-40.

[11] Louise L. Dunn，Yohan Suryo Rahmanto，Des R. Richardson. Iron uptake and metabolism in the new millennium[J]. TRENDS in Cell Biology，2006，17：93-99.

[12] Marie A Philippe，Richard G Ruddell，Grant A Ramm. Role of iron in

hepatic fi brosis：One piece in the puzzle[J]. World J Gastroenterol，2000，13（35）：4746-4754.

[13] Michael C. Kew. Hepatic Iron Overload and Hepatocellular Carcinoma[J]. Liver Cancer，2014，3：31-40.

[14] Murphy C J，Oudit G Y. Iron-Overload cardiomyopathy：pathophysiology，diagnosis，and treatment[J]. Journal of Cardiac Failure，2010，16（11）：888-900.

[15] Rajagopal R，Dattilo L K，Kaartinen V，et al. Functions of the type 1 BMP receptor Acvr1 （Alk2） in lens development：cell proliferation，terminal differentiation，and survival[J]. Invest Ophthalmol Vis Sci，2008，49：4953-4960.

[16] WJH Griffiths. Haemochromatosis[J]. Medicine，2015，43（11）：657.